"十四五"国家重点出版物出版规划项目

国家临床医学研究协同创新战略联盟权威推荐

健康中国·疾病管理丛书

慢性肾脏病

管理手册

名誉主编　侯凡凡

主　编　梁　敏

科学技术文献出版社
SCIENTIFIC AND TECHNICAL DOCUMENTATION PRESS

·北京·

图书在版编目（CIP）数据

慢性肾脏病管理手册 / 梁敏主编. —北京：科学技术文献出版社，2024.4
ISBN 978-7-5235-1179-4

Ⅰ.①慢… Ⅱ.①梁… Ⅲ.①慢性病—肾疾病—诊疗—手册 Ⅳ.① R692-62

中国国家版本馆 CIP 数据核字（2024）第 030530 号

慢性肾脏病管理手册

策划编辑：蔡　霞　邓晓旭　责任编辑：陈　安　责任校对：张吲哚　责任出版：张志平

出　版　者	科学技术文献出版社
地　　　址	北京市复兴路15号　　邮编　100038
编　务　部	（010）58882938，58882087（传真）
发　行　部	（010）58882868，58882870（传真）
邮　购　部	（010）58882873
官　方　网　址	www.stdp.com.cn
发　行　者	科学技术文献出版社发行　全国各地新华书店经销
印　刷　者	北京地大彩印有限公司
版　　　次	2024 年 4 月第 1 版　2024 年 4 月第 1 次印刷
开　　　本	710×1000　1/16
字　　　数	142 千
印　　　张	14.5
书　　　号	ISBN 978-7-5235-1179-4
定　　　价	59.80元

健康中国·疾病管理丛书
编委会

《慢性肾脏病管理手册》
编委会

名誉主编

　　侯凡凡

主　　编

　　梁　敏

副 主 编

　　张　镭

编　　委（按姓氏笔画排序）

　　王婕妤　刘崇斌　杨　丽　张　镭　陈　婷　胡变香

　　郦　俊　钟金峻　郭志坚　陶惠琴　黄香兰　梁　敏

编写秘书　王婕妤

绘　　图　沙棠文创社　李子昂

摄　　影　李　苹

健康中国·疾病管理丛书
总序

　　健康是促进人的全面发展的必然要求，是人生命之所系，是全体人民的最大财富。一人健康是立身之本，人民健康是立国之基，对中国极具现实和长远意义。习近平总书记在全国卫生与健康大会上强调，没有全民健康，就没有全面小康，要把人民健康放在优先发展战略地位，努力全方位全周期保障人民健康。为积极应对当前突出健康问题，采取有效干预措施，进一步提高人民健康水平，中共中央、国务院制定《"健康中国2030"规划纲要》，从"五位一体"总体布局和"四个全面"战略布局出发，对当前和今后一个时期更好保障人民健康做出了制度性安排。党的二十大再次强调推进健康中国建设，明确指出人民健康是民族昌盛和国家强盛的重要标志，把保障人民健康放在优先发展的战略位置。

　　习近平总书记在科学家座谈会上将"面向人民生命健康"列为科技工作的"四个面向"之一，为我国医学科技工作提供了根本遵循。历史和现实都充分证明，卫生健康事业发展必须依靠科技创新的引领和推动，保障人类健康离不开科学发展和技术创新。在中国科学院第十九次院士大会、中国工程院第十四次院士大会上，习近平总书记提出，中国要强盛、要复兴，就一定要大力发展科学技术，努力成为世界主要科学中心和创新高地。党的十八大以来，为推动医药卫生科技事业发展，我国着力完善国家创新体系，国家临床医学研究中心作为国家级科技创新基地形成系统布局，在集聚医学创新资源、优化组织模式等方面发挥了积极作用，是卫生与健康领域贯彻落实全国科技创新大会精神的重要举措，整体推进了我国医学科技发展、加快了医学科技成果临床转化和普及推广。

科技创新是科学普及的源头所在，科学普及是科技创新成果的最广泛转化，开展科普可极大推动科研的进步与创新。习近平总书记强调，"科技创新、科学普及是实现创新发展的两翼，要把科学普及放在与科技创新同等重要的位置"。健康中国战略提出，科学普及健康知识，提高全民健康素养水平，是提高居民自我健康管理能力和健康水平最根本、最经济、最有效的措施之一。

为进一步加强健康科普内容的开发与传播力度，提升民众健康素养，促进科技创新，由科技部、国家卫生健康委、中央军委后勤保障部和国家药监局等部门牵头，国家临床医学研究协同创新战略联盟秘书长单位（首都医科大学附属北京友谊医院）组织，联合各国家临床医学研究中心编写出版"健康中国·疾病管理"丛书。

丛书充分发挥各国家临床医学研究中心的特色及学科优势，由多名院士、院长及知名专家领衔编写，聚焦人民群众常见的健康及疾病问题，以常见病种为单位，独立成册。每本书深入浅出地从预防、诊断、治疗、康复和问答等 5 个方面介绍了疾病相关知识，使读者可以充分了解疾病，建立科学健康观念，做到疾病的早预防、早发现、早诊断、早治疗，改善疾病预后，延长健康寿命年，更好地享受健康幸福生活。丛书注重科学性、实用性及原创性，力争成为国家临床医学研究中心彰显前沿、科学、权威形象的重要窗口以及公众获取健康科普知识的有效渠道。

未来，各国家临床医学研究中心将不断编写分册，纳入更多疾病种类，使更多读者受益。希望相关机构可以紧追信息化时代潮流，利用移动端、电视、广播、互联网等平台，广泛促进"健康中国·疾病管理"丛书在学校、社区及农村的传播，多层次、多渠道地惠及广大公众，帮助其树立科学、先进的健康理念，掌握科学的健康方法和知识，推动健康科普知识的全民普及，共享科技发展成果。

本丛书凝聚了各国家临床医学研究中心、各位专家学者和科技工作者的智慧、经验和汗水，借此机会向你们致以衷心的感谢和诚挚的敬意！站在中国发展进程的关键时期，我们迎来"十四五"规划的新征程。

"十四五"是我国开启全面建设社会主义现代化国家新征程的第一个五年，更是推动我国科技创新及卫生健康事业高质量发展的重要历史机遇期。希望医学科普工作立足前沿，坚持发展创新，为推动健康中国建设、实现中华民族伟大复兴的中国梦贡献更大的力量！

科技部社会发展科技司

2023 年 2 月

健康中国·疾病管理丛书
推荐序

2021年3月，习近平总书记在福建省三明市调研时指出，健康是幸福生活最重要的指标，健康是1，其他是后面的0，没有1，再多的0也没有意义。"健康是1"彰显了中国共产党始终不变的"为中国人民谋幸福，为中华民族谋复兴"的初心使命，饱含着以习近平同志为核心的党中央"始终把人民生命安全和身体健康放在第一位"的深沉真挚的人民情怀。

为进一步科学普及健康知识，提高全民健康素养水平，由科技部、国家卫生健康委、中央军委后勤保障部和国家药监局等部门牵头，国家临床医学研究协同创新战略联盟秘书长单位（首都医科大学附属北京友谊医院）组织，联合各国家临床医学研究中心编写"健康中国·疾病管理"丛书。

丛书由各领域知名专家领衔编写，聚焦人民群众常见的健康问题，根据常见病种分类独立成册，充分发挥各国家临床医学研究中心的特色及学科优势，从预防、诊断、治疗、康复和问答等5个方面介绍疾病相关知识，使读者可以充分了解疾病，树立健康观念，做到早预防、早发现、早诊断、早治疗，为改善疾病预后、延长健康寿命年提供了重要参考。

丛书凝聚了各国家临床医学研究中心及各位专家学者的智慧、经验和汗水，在此向你们致以衷心的感谢和崇高的敬意！站在"两个一百年"的历史交汇点上，相信医学科技工作者能够立足前沿，坚持发展创新，为推动健康中国建设、实现中华民族伟大复兴的中国梦贡献智慧和力量！

中华医学会会长

中国科学院院士

北京协和医院名誉院长

2023 年 2 月

序　一

慢性肾脏病和心血管病、糖尿病、肿瘤、慢性阻塞性肺疾病都属于非传染性慢性病。我国成人慢性病患者数量超过 3 亿，其中慢性肾脏病患者数量已达 8200 万。慢性肾脏病起病相当隐匿，早期甚至没有任何症状，但病情可能悄无声息地进展。如患者没有定期体检、及时诊断，容易错过最佳诊断和治疗时机。相当一部分患者确诊时疾病已进展至中晚期，并导致多器官损伤和预期寿命缩短。据统计，我国每年约 7 万例慢性肾脏病患者会发展为尿毒症，若慢性肾脏病患者每人延迟一年进入透析，全国能节省约 70 亿元的医疗费用。

目前，慢性肾脏病诊治的核心理念是以患者为中心，由医护和患者共同制定综合治疗方案和管理策略，包括优化营养、适量运动、戒烟、控制体重，用已证实具有器官保护作用的药物进行分层治疗，并控制血糖、血压、血脂等危险因素。这不仅需要医生科学的诊断与治疗，更需要患者及家人掌握相关的疾病防治知识，合理调节饮食，改善生活习惯，并定期随诊监测病情变化。我们在多年的临床工作中发现，许多肾脏病患者及其家属对肾脏病的认知和防护知识了解甚少，未能很好地配合诊疗，严重影响了治疗效果，导致病情进展。因此，我们要高度重视对广大民众的医疗健康科普和基层教育工作。

为了贯彻国家大力实施的健康中国战略，南方医院肾内科、国家肾脏病临床医学研究中心的医护人员编写了《慢性肾脏病管理手册》。这部科普书籍内容科学详实、语言生动、图文并茂，易于非医疗专业的读者理解。"上医治未病"，希望此书能将关于慢性肾脏病的防治知识更加准确、全面地传递给广大人民群众，让更多的人主动参与健康管理，早期识别疾病，并帮助肾脏病患者树立治疗疾病的信心，减轻疾病对个人、家庭和社会的负担。

序　二

肾脏作为人体最重要的排泄器官，它出现病患可谓"牵一发而动全身"。有学者说过："几乎所有全身性疾病都可以累及肾脏，反过来，肾脏疾病也能影响全身。"由此可见，肾脏对于人体健康有着举足轻重的意义。然而肾脏疾病的患病率却居高不下，而且近年慢性肾脏病的发生率呈逐年增长的趋势。据统计，我国 40 岁以上人群慢性肾脏病的发生率已达10%。慢性肾脏病如得不到有效控制，可能进展为肾功能衰竭，也就是老百姓熟知的"尿毒症"。这类疾病影响患者的工作、生活和寿命，给个人和家庭带来沉重负担，也给社会带来了医疗资源的压力，是公认的"全球公共健康问题"。

在行医数十载的生涯中，我越来越感到许多患者对于慢性肾脏病的防治和护理知识知之甚少。很多患者经常会问我，"医生，我的病是怎么得的？我是不是马上就要透析了？"或者是"我能吃什么？不能吃什么？我平时要注意什么？"他们患病前对慢性肾脏病"无知无畏"，而一旦被告知得了慢性肾脏病后就跌入了束手无策、惶恐不安的困境。事实上，慢性肾脏病的控制不仅要靠医生的精心治疗，更需要患者及其家属在饮食控制、生活护理等多个方面进行配合，医患协力，缺一不可。因此，只有积极为大众普及肾脏病的基本防治知识，解决患者心中的疑问，帮助他们树立信心，才能更好地改善慢性肾脏病患者的预后。

最近，国家肾脏病临床医学研究中心（南方医院）的医护人员编写了这本《慢性肾脏病管理手册》科普书。该书用通俗易懂的文字和生动的图表讲解了肾脏的生理功能、肾脏疾病的类型和成因、慢性肾脏病的治疗方案，同时也详细介绍了饮食和护理等方面内容，帮助广大患者及其家属了解肾脏病的来龙去脉，更好地配合治疗，学习自我评估和饮食控制，做自己的家庭医生。对于没有患肾脏病的朋友，本书能为了解肾脏、避免损伤肾脏和预防肾脏病的发生提供帮助，有助于人们对疾病知己知彼、防微杜渐，最终实现"治未病"的目的。

　　本书的编者均来自南方医科大学南方医院肾内科暨国家肾脏病临床医学研究中心的医护骨干。他们在临床实践中积累了丰富的经验，熟知患者及其家属在就医诊疗中遇到的困难和问题。他们将医疗知识转化为对患者细致入微的叮咛与嘱托，体现了救死扶伤的精神和医者仁心的风范。

张训

前　言

　　慢性肾脏病是一种很常见的慢性疾病。部分患者肾脏病变持续发展，最终导致终末期肾脏病（即尿毒症）。不仅患者自身承受病痛的折磨，而且昂贵的治疗费用也给患者家庭和社会带来沉重负担。因此，慢性肾脏病防治是当前全球性的重要课题。

　　慢性肾脏病的治疗是一个漫长的持续性、动态性过程。在明确诊断、制定治疗方案后，患者仍然需要长期随诊和定期检查，医生通过对疗效、不良反应和病情变化的判断来实时地调整治疗策略。此外，饮食控制、生活方式调整、血压与血糖的家庭监测等都需要患者及其家属长期、严格地执行落实。因此，慢性肾脏病的治疗绝不仅仅是"医生开药拿回去吃"这么简单，患者及其家属对治疗的依从与配合是决定治疗效果的关键因素。医务人员不仅要对慢性肾脏病患者做病情告知，同时也要对疾病与防治知识进行详细讲解，这样才能保障治疗方案持续有效执行，最大限度地改善患者的预后。

　　国家肾脏病临床医学研究中心（南方医院）长期致力于慢性肾脏病防治和致病机制的研究，发现了慢性肾脏病的新机制，并正在研发防治慢性肾脏病的新药物。我们的研究证实使用肾素–血管紧张素系统抑制剂能够延缓中晚期慢性肾脏病的进展。据此制定的慢性肾脏病防治方案被国内外临床防治指南所引用。这些新的治疗方法显著延缓了慢性肾脏病进展速度，改善了患者的预后。与此同时，国家肾脏病临床医学研究中心一直加强卫生科普工作，通过多种媒介和各种形式积极推广肾脏疾病防治的科普知识。近日，我们针对最为常见且危害巨大的慢性肾脏病，组织一批有丰富临床和患教经验的医护人员撰写了这本《慢性肾脏病管理手册》。希望通过本书，帮助大家认识和了解：①慢性肾脏病的基本知识，了解肾脏的结构、功能和可能的伤害风险，帮助患者初步构建对慢性肾脏病的基本认识，建立与医务人员沟通和交流的基础；②肾脏病的临床表现，了解肾脏病的常见临床表现，尤其是早期隐匿的症状和体征，帮助大家早期发现肾脏病；③就诊与随访管理，帮助患者熟悉到医院看病就诊的流程，知晓随诊、检查的要求，保持治疗的连续性和规范性；④饮食与起居，改善饮食、运动等生活方式，制订科学合理的每日膳食计划和起居规律；⑤治疗方案与常用药物，简要介绍治疗方案的制定依据、治疗过程中可能出现的不良反应。本书采用通俗的文字，配以形象生动的图表和实例，提供了许多实用性很强的方案、表格，是一本科学性和实用性兼备的科普读物。

感谢所有为本书编辑出版工作付出辛勤劳动的工作人员，以及出版社的大力支持。本书因大家的共同努力才得以面世。期待着在慢性肾脏病的防治领域，医者和患者可以携起手来，共同铸就防病治病的铜墙铁壁！

梁敏

目 录 ·················· CONTENTS

第一篇

知识篇

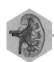
第一章　你的肾脏

肾脏在哪里？

　　肾脏是一对蚕豆状的实质器官，表面光滑，长约 10 cm，宽约 5.5 cm，厚约 4 cm，左肾略大于右肾。两肾位于腹后壁、脊柱左右两侧，上端相距较近，下端相距较远，呈"八"字排列。右侧肾脏的位置比左肾低 1 ～ 2 cm。肾的位置并不是完全固定的，在呼吸和体位变化的时候肾脏会发生轻度的上下移动。一般来说，男性肾脏在体内的相对位置高于女性，而成人又高于儿童。我们把竖脊肌（背部深层的肌肉，位于脊柱两侧）的外侧缘与最低的一根肋骨（第 12 肋）相交的部位称作肾区或脊肋角。当有肾盂肾炎、肾结石、肾结核等疾病时，常有肾区的叩击痛或压痛。

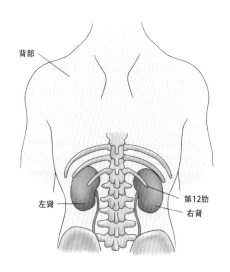

背部

左肾　第12肋　右肾

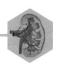

肾脏的结构

　　肾脏外面有包膜包裹，它像肾脏的"衣服"一样对肾起到保护和固定的作用。包膜一共有3层，从内向外分别是纤维囊、脂肪囊及肾筋膜。

　　在肾的纵切面上，肾实质可分为两部分，外层为肾皮质，内层为肾髓质。肾皮质富含血管，主要由肾小体和肾小管组成。肾小体包括肾小球和肾小囊两部分，肾小球是一团毛细血管簇，来源于入球小动脉，又汇合为出球小动脉。包裹在肾小球外的囊状结构称为肾小囊，肾小囊延续即形成肾小管。肾小体和肾小管组成肾单位，是肾的基本功能单位。人的每个肾脏有80万～150万个肾单位。肾单位不可再生，随年龄增加、肾脏疾病等情况逐渐减少，不过因为自然衰老而造成的肾单位减少不会影响到正常的泌尿功能。肾髓质约占肾实质厚度的2/3，由15～20个肾锥体组成。肾锥体是圆锥形的实体，基底朝向肾皮质，尖朝向肾窦，2～3个肾锥体尖端合并成肾乳头，每个肾乳头有10～20个乳头管。肾单位产生的尿液经集合小管向肾髓质走行，最后汇入乳头管。肾窦内有7～8个呈漏斗状的膜状管，即肾小盏。每个肾小盏收集1～2个肾乳头流出的尿液，每2～3个肾小盏又汇合成一个肾大盏，肾大盏进一步汇合成肾盂，肾盂经过肾门出肾，之后逐渐变细并移行为输尿管。

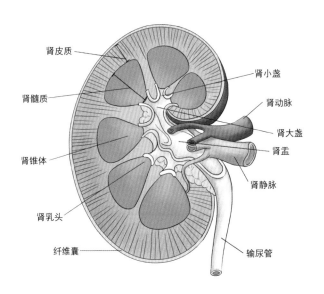

在发育过程中，肾可能出现畸形或位置、数量的异常。常见的有：①多囊肾：是一种遗传性疾病，由于肾小管结构异常，导致肾脏广泛形成囊肿并逐渐增大，挤压周围正常的肾脏组织，对肾脏的结构与功能造成破坏，最终导致肾衰竭。②马蹄肾：两侧肾脏在发育过程中下端融合，形成马蹄铁状（U形），造成尿路感染及肾结石的风险增加。③单肾：先天性一侧肾脏发育不全或缺如，可伴有泌尿生殖系统的畸形，发生率为0.5%。④低位肾：肾脏位于髂窝或盆腔内，以一侧为多见。胚胎期肾脏在上升至正常位置的过程中发育停滞，即形成低位肾。因为肾脏位置低，输尿管短而变形，可合并膀胱输尿管反流或肾盂输尿管连接部梗阻，易引发肾积水、尿路感染及肾结石。此外，肾脏的畸形和异常还包括肾血管异常、双肾盂（一个肾脏内含有2个肾盂）、双输尿管（一个肾脏有2条输尿管引流尿液）等。

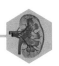

肾脏有哪些功能？

肾脏最为大家熟知的功能就是生成并排泄尿液，是人体重要的排泄器官，两个肾脏每天的"工作"十分繁忙。一个成人全身的血液每天无数次经过上百万个肾小球过滤，总计产生约 180 L 的"原尿"。原尿并非最终排出的尿液，原尿经肾脏进一步吸收大部分水分及有用物质后仅生成 1 ～ 2 L 尿液（终尿），通过输尿管、膀胱及尿道排出体外。在生成并排出尿液的过程中，身体在代谢过程中产生的各种废物、毒物，从外界摄入的有害物质及多种药物等也随尿液排出体外。

产生尿液仅仅是肾脏功能的一部分。很多肾脏病患者会疑惑：患了肾脏病，为什么除了检查尿液和肾功能，医生还会要求定期复查血常规、电解质等看起来与肾脏"无关"的检查呢？为什么肾脏病患者还会出现贫血、高血压等症状呢？这就需要充分地了解肾脏的"工作职责"及其对人体健康的重要性。下面将详细介绍肾脏的功能。

调节水、电解质和酸碱的平衡

人体内的水含量、电解质水平、酸碱度等都需要维持在相对稳定的平衡状态，如果平衡被打破，就会出现如水负荷过重或者脱水、高钾血症、酸中毒等病理状态，出现疾病状态甚至危及生命。肾脏是调节人体内水、酸碱和电解质平衡最重要的器官，它通过尿液的形成来排出水、各种含氮元素代谢产物、酸性物质（H^+、NH_4^+ 等），调节电解质尤其是钾离子、钠离子保持在稳定水平。当肾脏出现病变时，水、电解质和酸碱的平衡也

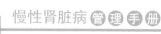

可能会发生紊乱，如果尿液排出减少人体会出现水肿，而尿液排出过多会导致脱水。尿毒症的患者肾脏功能严重受损，肾脏排钾和排泄酸性物质的能力显著下降，就会使酸性产物和钾离子在体内蓄积，导致酸中毒和高钾血症。严重的高钾血症是非常危险的，可以造成恶性心律失常甚至心搏骤停。

合成和分泌促红细胞生成素

骨髓需要在促红细胞生成素（EPO）的作用下才能持续地造血。促红细胞生成素主要由肾皮质的管周细胞产生。正常情况下，在人体因贫血或慢性肺病造成血中含氧不足时，肾脏就会对细胞的缺氧状态做出反应，产生并分泌 EPO，促进红细胞的生成，携带更多氧气到人体组织。但是慢性肾脏病患者因肾脏受损，无法产生足够的促红细胞生成素，因此不能刺激骨髓正常造血。中晚期慢性肾脏病患者大多有不同程度的贫血，我们称为肾性贫血。贫血可以导致患者出现面色苍白、乏力、头晕的症状，如果检查血常规发现血色素下降到 110 g/L 以下，就应该开始治疗。经过医生的评估和指导，一些患者可以通过注射重组人促红细胞生成素来改善肾性贫血的情况。

调节 1, 25- 二羟维生素 D_3 的生成

维生素 D 具有促进钙吸收，调节钙、磷代谢，促进骨骼生长的功能。人体皮肤通过接受日光照射可以产生维生素 D，但皮肤产生的和人体通过膳食摄入的维生素 D 并没有生理活性，只有在经过肝脏和肾脏的处理加工后才能转变为具有生物活性的物质，发挥生理功能。在人体中，维生素 D

最主要的活性物质就是 1，25- 二羟维生素 D_3（又称骨化三醇），它是维生素 D_3（维生素 D 的主要种类）通过肝脏及肾脏的转变才产生的。慢性肾脏病患者可因 1，25- 二羟维生素 D_3 合成不足、尿磷清除不足、血磷升高等多方面原因导致出现钙磷代谢紊乱、肾性骨病。

合成葡萄糖

肾皮质可以将非糖物质转化为葡萄糖或糖原（由葡萄糖组成的多糖），这种生物过程被称为糖异生。在正常情况下，糖异生主要发生在肝脏，但在长时间禁食和糖尿病等情况下，肾的糖异生作用会增强。肾糖异生增强在饥饿状态下可以保持人体血糖浓度的稳定，还可以通过促进肾脏排出氢离了防止酸中毒。

调节血压

肾脏对血压的调节包含两方面的机制：一方面是对钠和水的排泄作用；另一方面通过分泌一种叫肾素的物质来完成。肾素是肾脏产生的一种酶，可以促进血管紧张素 Ⅱ 的生成，从而起到升高血压的作用。慢性肾脏病患者常常出现高血压的症状，这就与肾素和血管紧张素 Ⅱ 水平升高有密切关系。而且，在肾脏功能损伤时，肾脏排泄水和钠减少，造成体内水钠潴留，也可以引起血压升高。同时，疾病造成肾实质缺血，会刺激肾脏产生更多肾素，通过肾素—血管紧张素系统导致高血压的发生。

除此之外，肾脏还能合成前列腺素等物质。

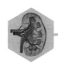

正常尿液中有哪些成分？

尿液绝大部分由水构成，占 91% ～ 96%。此外，正常尿液中还含有许多有机溶质和无机物质。尿液中的有机溶质主要包括尿素、肌酐、尿酸，以及极其微量的激素、色素、维生素及酶等成分。尿液的无机成分主要是氯化物、磷酸盐、硫酸盐和铵。氯化钠是尿液中最主要的氯化物，约占无机物质的一半。此外，尿液中还含有钾、镁、钙等无机离子。当然，尿液的成分并不是一成不变的，它在一定范围内会受到运动、环境条件及水、盐、蛋白质摄入情况的影响。接下来具体介绍尿液中的一些成分。

尿素：是蛋白质代谢的最终产物，因此尿液中的尿素含量与膳食中的蛋白质含量有密切关系。尿液在排出体外一段时间后，其中的尿素被细菌分解，就会散发出氨味。如果新鲜尿液散发出明显的氨味，可能是慢性膀胱炎或尿潴留的表现。

肌酐：是肌肉的肌酸代谢的产物，人体内的肌酐生成一方面来源于自身肌肉的代谢；另一方面来源于所进食的肉类食品。血肌酐大部分可以经肾小球滤过，却不能被肾小管重吸收。尿液中肌酐含量因体重、年龄、性别及肌肉质量的不同而有一定的差异。

尿酸：是食物中嘌呤的代谢产物，大部分尿酸均经过肾排泄。如果进食过多海鲜、老火汤、动物内脏这些高嘌呤的食物，血液里的尿酸水平就会明显升高。过高的尿酸可以形成尿酸盐结晶沉积在肾脏导致尿酸结石，也可以在关节旁形成痛风结节，长期高尿酸也会导致肾脏功能受损。血液

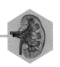

中尿酸的含量在很大程度上受到肾脏对尿酸滤过及重吸收功能的影响。肾功能不全的患者因为肾脏排泄尿酸功能下降，会导致高尿酸血症或者痛风。

尿液中所含的离子会影响尿液的pH，正常尿液的pH约为6.5，波动在4.5～8.0。膳食、服药、机体健康状况均会使尿液的酸碱度发生变化。尿液中钠的24正常值为130～260 mmol，钙的24正常值为2.5～7.5 mmol，钾的24正常值为51～103 mmol。尿液中无机离子的含量也会受到蛋白质摄入量的影响，据研究，在摄入极低蛋白饮食时，尿液中磷和钾的含量升高，钙的含量减低，而镁则没有显著变化。

尿液常呈淡黄色，不过在饮水多、尿液稀释时即呈现无色透明状。摄入某些食物、药物，可影响尿液的颜色。如食用红心火龙果则会出现尿液变红，是因为前者中含有甜菜红素。服用利福平后则会出现尿液变为红色或橙色的情况。

尿量受哪些因素影响？

正常成人24尿量为1000～2000 mL，如果24尿量超过2500 mL，称为多尿；如果24尿量少于400 mL或每尿量少于17 mL则称为少尿；如果24尿量少于100 mL或12完全无尿则称为无尿。

尿量与我们每日摄入的液体量有很大的关系。我们每天大约会摄入2.2 L水，除了来自直接饮用的水，还有食物中所含的水分。此外，我们的身体每天还会通过代谢产生约0.3 L的水。人体有多种途径排出多余的

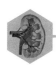

水分，来达到摄入与排出的平衡。除了排尿，水分也可以通过呼吸、出汗、排便等方式排出体外。因此，当通过其他途径排出的水分增多时，尿量就会相应减少，反之亦然。例如进行运动锻炼出汗增加，尿量便会减少。而冬天气温较低，进行的活动也较少，尿量就会相对增加。不同体型、不同种族的人，经统计尿量都存在差异。

那在我们的身体内，尿液究竟是如何产生的呢？这包括超滤—重吸收—分泌这 3 个基本过程。

超滤：血液进入肾脏流经肾小球毛细血管时，血浆中除蛋白质以外的所有成分都被过滤形成超滤液，也称为原尿。单位时间内双肾生成的超滤液量就称为肾小球滤过率（glomerular filtration rate，GFR），是测量评定肾功能的重要指标。

重吸收：超滤液从肾小囊流经肾小管和集合小管，这时超滤液就变成了小管液。在肾小管和集合小管中，小管液中的某些物质被有选择性地重新转运到血液中，这个过程称为重吸收。肾小管和集合小管重吸收的能力非常强大，重吸收的物质包括大部分的水和钠、氯等电解质、几乎所有的葡萄糖和氨基酸，以及少量的尿素等。不过并不是所有的物质都能得到重吸收，如肌酐是完全不能被重吸收的。

分泌：肾小管和集合小管还有分泌的功能，主要分泌钾离子、氢离子、有机酸和碱。通过分泌，可以进一步清除一些身体代谢产生的废物、毒素及药物（如青霉素、某些利尿药等），同时对血钾和酸碱度也起到了调节作用。在经过这些过程后，尿液（终尿）就生成了。

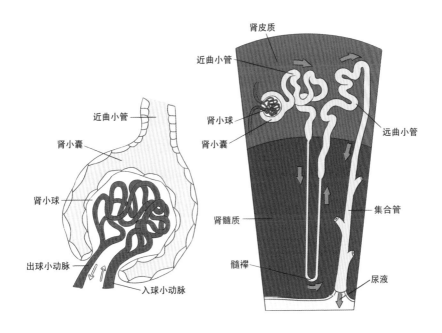

肾脏生成尿的全过程受到多方面调节，包括肾脏自身、激素及神经系统，从而调控尿量，维持身体的水、电解质及酸碱平衡。

肾脏自身就具有一定的调节作用，如糖尿病患者"多尿"的症状，就是肾脏自身调节作用的结果。糖尿病患者血糖异常升高，过多的葡萄糖经肾小球滤过后，因为超出了肾小管重吸收的最大范围而不能被完全转运回血液中，此时小管液的葡萄糖浓度升高。肾小管为了平衡这一变化，就会相应地减少水和钠的重吸收，对小管液进行稀释，从而导致糖尿病患者尿量的增多。此外，肾小球的滤过作用和肾小管的重吸收作用也维持着一种精妙的平衡，呈现出"你强我也强"的状态：当肾小球滤过率增加时，肾小管重吸收的量也随之增加，两者始终保持着一定的比例。

尿量还受到身体分泌的一些激素的调节，如抗利尿激素、醛固酮及

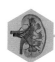

心房钠尿肽等。发挥减少尿量作用的激素主要是抗利尿激素和醛固酮；而心房钠尿肽的作用一般与上述两种激素相反，是一种具有利尿作用的激素。当我们大量出汗或严重缺水时，身体会将缺水的信息通过多种机制反馈到内分泌系统，通过激素调节使尿量减少，尽可能地减少我们身体中水分的进一步丢失。

此外，肾交感神经也对尿量具有调节作用。肾交感神经兴奋时释放去甲肾上腺素，这种激素可造成肾血管收缩，减少肾血流量，还可促进钠离子和水的重吸收，同时还可增加醛固酮的分泌，从而减少尿量。

哪些检查能早期发现肾脏疾病？

肾脏病被称为"沉默的杀手"，因为它起病隐匿，并不表现出明显的症状，患者往往不容易在疾病的早期察觉，从而导致疾病的发展。在肾脏病的早期发现、诊断并采取恰当的干预，对于改善肾脏疾病的预后十分重要。

尿常规检查经济、快速，是最常用的肾脏病检查项目。尿液检验能初步反映泌尿系统是否产生病变、产生病变的性质及病变程度，医生据此能够对泌尿系统的健康状况做出初步判断。尿常规检验包括3个方面：①一般性状检测：外观、比重、酸碱度等；②化学检测：尿蛋白、尿糖、尿酮体、尿胆原、尿胆红素等；③尿沉渣检测：细胞、管型、结晶等。由于肾脏病在很长一段时期都可能没有明显症状，如果体检通过尿常规检查发现有尿红细胞或者尿蛋白阳性，即使没有其他不适，也要去肾脏科咨询

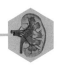

医生。医生会通过进一步的详细检查（如尿红细胞位相、尿蛋白定量等），来确定是否患有肾脏疾病。

尿蛋白是肾脏疾病的重要标志，常常在肾小球滤过率还未出现明显改变时，在肾脏病患者尿液中即可检测到尿蛋白的异常。因此，明确尿蛋白的量及具体类型，对肾脏病的早期诊断具有重要的意义。尿常规中对尿蛋白的检测虽然简便、快速，但较为粗略，属于定性检测。为了获得更为精确的数值，医生会建议进行尿蛋白定量检测，24 尿蛋白定量就是常用的一种定量方法。该检测方法需要留取 24 的尿液，留取时间较长，但更为精确。进一步分析尿蛋白的种类可以为医生判断肾损伤的类别提供依据。如白蛋白一般提示蛋白尿来自肾小球病变，而 β_2- 微球蛋白、α_1- 微球蛋白及维生素 A 结合蛋白则常提示蛋白尿与肾小管的病变有关。

肾小球滤过率是评价肾小球功能的重要项目，目前多通过测量血肌酐代入公式估算肾小球滤过率。随着人体的自然衰老，40 岁以后功能性肾单位会逐渐减少，从而造成肾小球滤过率下降 [每年下降约 $0.75 \ mL/（min \cdot 1.73 \ m^2）$]，这种情况是正常的。

一些肾脏疾病可能在早期表现出影像学方面的异常，如多囊肾就可以通过影像学检查发现肾脏多发的液性囊肿。影像学最常用的检查是泌尿系统超声，可以观察肾脏的大小和形态、肾脏实质的回声、血流信号，以及有没有结石、囊肿、肿瘤等。

核素肾动态显像在早期肾功能测定中也具有一定的价值。进行检测时，向被检测者体内注入少量放射性核素，用伽马相机动态监测放射性核

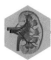

素在肾脏中的分布模式，从而得到核素随血流进入肾脏，经肾小球滤过，最后随尿液排泄的过程。

（王婕妤　梁　敏）

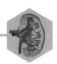

第二章　什么是慢性肾脏病

慢性肾脏病概述

　　人们对高血压、糖尿病、心脏病、脑血管病都很熟悉，但对慢性肾脏病却比较陌生。难道是因为慢性肾脏病少见吗？不是的。慢性肾脏病十分常见，而且发病率逐年升高，现在已经成为和高血压、糖尿病一样严重危害我们健康的常见病。慢性肾脏病包括的疾病范围非常广，加上症状不明显，不易引起人们注意，很多患者一发现就已经进入尿毒症期，错失了最好的治疗机会。下面我们简单介绍一下什么是慢性肾脏病。

慢性肾脏病的定义

　　慢性肾脏病是指肾脏结构或功能异常持续超过 3 个月的肾脏疾病。例如：尿液检查有尿蛋白或尿潜血；肾穿刺活检证实有肾脏疾病；B 超或 CT 检查提示肾脏有异常；肾功能检查提示血肌酐升高等，以上情况都是肾脏病的范畴。因此，大家平时要定期体检，重视尿常规、肾功能和肾脏 B 超的检查。发现有问题尽快至肾病专科就诊，进一步检查尿红细胞位相、尿蛋白定量等。引起慢性肾脏病的病因很多，如肾小球肾炎（如 IgA 肾病）、代谢性肾脏疾病（如糖尿病肾脏病、高尿酸血症肾病、高血压肾损伤、肥胖相关性肾病）、肾小管间质性疾病（如药物导致的肾损伤）、肾血管性疾病（如肾动脉狭窄）、遗传性肾脏疾病（如多囊肾、Alport 综合征）等。

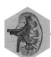

上面我们提到慢性肾脏病指病程超过 3 个月的肾脏病，那有些患者会有疑问"我上周体检刚发现蛋白尿、血尿，为什么就是慢性肾炎了呢？"这是因为很多慢性肾炎的诊断不完全依赖病史的长短，很多慢性肾炎的病理类型决定其起病就是慢性病程。慢性肾炎起病前多没有明显的诱因，疾病早期一般也没有明显的不舒服，大部分是通过体检发现蛋白尿、血尿诊断的。与慢性肾炎相区别的是急性肾小球肾炎，该疾病多见于儿童，起病急，多在上呼吸道链球菌感染或皮肤链球菌感染 1～3 周后出现血尿、蛋白尿、水肿、高血压，部分患者会出现一过性血肌酐升高，但是大部分可以自愈。只有很少一部分急性肾小球肾炎患者病情迁延不愈，转变为慢性肾脏病。

为什么慢性肾脏病被称为"沉默的杀手"？

上面我们提到很多慢性肾脏病的患者症状不明显或不典型，因此不易被重视。门诊经常有很多患者说我几年前体检就发现了血尿、蛋白尿，但是当时血肌酐正常，而且平时也没有浮肿、血尿、乏力等情况，因此就没有及时就诊。直到出现了乏力、头晕，到医院检查发现血肌酐已经升高了。这是因为通常人体内有两个肾脏，肾脏有很强的储备功能，在慢性肾脏病的早期很长一段时间血肌酐都是正常的。随着疾病逐渐进展，肾脏储备功能被耗尽就会出现血肌酐的升高。因此，当患者出现严重的高血压、乏力、恶心、呕吐、胸闷、憋气等症状时，往往已经进入到慢性肾脏病的晚期，此时已经错过了最佳的治疗时期。因此，慢性肾脏病被称为"沉默的杀手"。我们建议大家定期体检，尤其要重视尿的检查。当发现血尿、蛋白尿时应该及时到肾内科就诊。

慢性肾脏病如何分期？

慢性肾脏病是根据肾功能受损的程度分期的。要想对慢性肾脏病进行分期，首先要评估患者的肾功能情况。我们可以通过抽血查肾功能、化验尿常规、肾脏 B 超及一些特殊检查来评估肾脏功能。其中血肌酐是最常用的评估肾脏功能的指标。血肌酐水平的高低可以粗略反映肾功能的情况。由于血肌酐受年龄、性别、人体肌肉含量及每天摄入的蛋白质数量等因素的影响，血肌酐值和肾功能并不完全是对应一致的。例如老年人由于肌肉萎缩，内源性肌酐生成较少，即使肾功能较差，血肌酐也不会很高。因此，我们不能仅仅根据肌酐水平判断肾功能情况。为了更好地判断患者的肾功能，医生常常根据患者的肌酐水平，再结合患者的年龄、性别、体重等因素，采用公式计算得出估算肾小球滤过率（estimated glomerular filtration rate，eGFR）来作为评估肾功能的指标。为了更准确地评估两个肾的肾小球滤过率我们还可以用肾功能显像的方法来获得。正常成年人的肾小球滤过率一般在 80 ～ 120 mL/（min·1.73m^2），如果出现降低，提示肾功能损伤。肾小球滤过率降低得越厉害，说明肾功能损伤得越严重。

临床根据肾小球滤过率的多少，将慢性肾脏病分为 5 期。

第 1 期：GFR ≥ 90 mL/（min·1.73m^2）；

第 2 期：GFR 60 ～ 89 mL/（min·1.73m^2）；

第 3 期：GFR 30 ～ 59 mL/（min·1.73m^2）；

第 4 期：GFR 15 ～ 29 mL/（min·1.73m^2）；

第 5 期：GFR ＜ 15 mL/（min·1.73m^2）。

慢性肾脏病早期对患者的影响不大，随着疾病的进展患者逐渐出现食欲下降、恶心、呕吐等尿毒症症状，还会出现心力衰竭、贫血、难以控制的高血压、骨质疾病等，最终需要透析治疗，影响患者的生活质量。高血压、钙磷代谢紊乱等导致患者心脑血管疾病的风险明显升高，心脑血管并发症导致尿毒症患者的死亡率增加，寿命缩短。此外，慢性肾脏病的治疗过程漫长，治疗费用不菲，给家庭造成不小的负担。我国成人慢性肾脏病的发病率高达 10%，因此患者人数众多，消耗巨大的医疗资源。不过大多数慢性肾脏病和高血压、糖尿病一样是慢性疾病，因此早期控制、早期治疗，防微杜渐，能够有效地避免疾病的严重后果。

引起慢性肾脏病的常见疾病

引起慢性肾脏病的病因有很多，如肾小球肾炎、糖尿病肾脏病、高血压肾损伤、梗阻性肾脏病、遗传性肾脏病等。在发达国家或地区，排在慢性肾脏病病因第一位的是糖尿病肾脏病，其次为高血压肾损伤和肾小球肾炎。以前在我国导致慢性肾脏病的首位原因是肾小球肾炎，随着经济社会的发展，我国糖尿病发病率逐渐增加，糖尿病肾脏病有可能取代肾小球肾炎成为慢性肾脏病的首位病因。下面我们介绍一下几种引起慢性肾脏病的常见疾病。

■ 糖尿病肾脏病

老张是一名 50 岁的男性，患糖尿病 8 年了，平时没有好好控制血糖，也没有定期检查。近期发现看东西模糊，并出现了脚肿。老张在家人的陪同下来医院检查，尿检发现尿蛋白阳性，血肌酐 150 μmol/L，眼睛检查提示眼底出血，还做了肾穿刺活检，最后诊断为糖尿病肾脏病。

（1）什么是糖尿病肾脏病？

糖尿病肾脏病，顾名思义，是由于糖尿病导致的肾脏疾病。糖尿病的患者众多，其中一部分患者会进展为糖尿病肾脏病。高血糖是导致糖尿病肾脏病进展的一个主要原因，但不是唯一的原因。糖尿病肾脏病的发生还与一些其他因素有关。当糖尿病患者合并有肥胖、高血压、高血脂、有糖尿病肾脏病家族史时发生糖尿病肾脏病的概率增加。这也就提示我们不是所有血糖控制不好的患者都会发展为糖尿病肾脏病，也不是所有血糖控制好的患者就不会发展为糖尿病肾脏病。由于糖尿病肾脏病早期是一个可控的疾病，因此我们建议所有糖尿病患者都要定期检查一下尿微量白蛋白、肾功能，以便早期发现糖尿病肾脏病。

（2）如何诊断糖尿病肾脏病？

糖尿病肾脏病的诊断主要是依靠临床资料，必要时可通过肾穿刺活检帮助诊断。当糖尿病患者出现尿蛋白、血肌酐水平升高，且排除了其他原因导致的慢性肾脏病时应考虑糖尿病肾脏病。但是当患者存在一些情况时应怀疑是否有其他的肾脏病，比如患者既往无尿蛋白，突然出现大量尿蛋白；患者尿检提示蛋白尿合并大量血尿，这时可借助肾穿刺活检帮助判断。

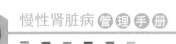

（3）糖尿病肾脏病的临床表现有哪些？

糖尿病肾脏病早期临床症状不明显，尿检发现微量白蛋白或尿蛋白。晚期患者可出现尿泡沫增多、浮肿（踝部、小腿、眼睑等部位）、高血压、乏力、食欲减退、恶心、呕吐、瘙痒等，这时患者往往有大量尿蛋白、血肌酐升高。

（4）糖尿病肾脏病的发展过程

糖尿病肾脏病的发展一般经过5个过程。

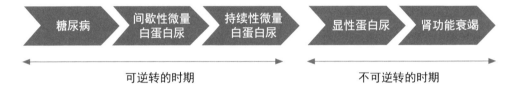

从上面的图中，我们可以看到：在糖尿病的发展过程中，出现微量白蛋白尿是糖尿病肾脏病的开端。早期微量白蛋白在尿常规检查中很难发现，通过检查尿微量白蛋白肌酐比值发现微量白蛋白尿；随着疾病的进展，出现持续的蛋白尿时尿常规可发现尿蛋白，这时代表糖尿病肾脏病已经进入不可逆的阶段。糖尿病肾脏病早期治疗可能逆转糖尿病肾脏病进一步进展。当患者持续出现大量尿蛋白时，会逐渐出现肾功能的异常，并逐渐向肾功能衰竭进展。

（5）糖尿病肾脏病如何防治？

糖尿病肾脏病不同的发展阶段防治重点不同，具体分为三个阶段。

第一阶段为预防糖尿病肾脏病的发生。包括：①定期检查尿微量白蛋白肌酐比、尿常规、肾功能等；②保持良好的生活方式，戒烟戒酒，适

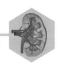

当运动、控制体重、糖尿病饮食等；③控制血糖；④控制血压；⑤控制血脂；⑥控制尿酸等。

第二阶段为早期治疗，出现白蛋白尿或 GFR 下降的糖尿病肾脏病患者，予以综合治疗（如降糖、降压、降脂、降尿酸，合理使用血管紧张素转换酶抑制剂、血管紧张素 Ⅱ 受体拮抗剂、钠 - 葡萄糖共转运蛋白 2 抑制剂等），减少或延缓肾衰竭的发生。

第三阶段为针对晚期糖尿病肾脏病的综合治疗，包括透析治疗、治疗各种并发症（高血压、心衰、高钾、高磷、低钙、代谢性酸中毒、贫血、代谢性骨病等），减少心血管事件及死亡风险，改善生活质量、延长寿命。

具体的防治措施主要包括以下几个方面。

1）保持良好的生活方式应贯穿糖尿病肾脏病治疗的整个过程。包括糖尿病饮食、低盐饮食、适当运动、戒烟、限酒、控制体重等。

2）控制血糖：糖尿病肾脏病的治疗首先要控制血糖。除了上面提到的改善生活方式，药物对于控制血糖也是必不可少的。降糖的药物有很多种，不同的降糖药物特点不同。随着疾病的进展，慢性肾脏病不同时期患者使用的降糖药物也要进行相应的调整。血糖的控制目标因人而异。早期应严格管理血糖，糖化血红蛋白的控制目标< 7%；随着肾功能的下降，糖化血红蛋白的控制目标逐渐调整为≤ 8%；当患者进入终末期肾衰竭尤其是进入透析后应避免发生低血糖。

3）控制血压：糖尿病的患者多合并高血压，高血压可加重尿蛋白，加速肾脏病进展。因此控制血压非常重要，对于合并蛋白尿的患者血压应尽量控制在 130/80 mmHg 以下。降压药物有很多种，首选血管紧张素转换酶抑制剂（如卡托普利、福辛普利等）或血管紧张素Ⅱ受体拮抗剂（如氯沙坦、缬沙坦等）。使用的过程中应注意监测肾功能和血钾水平。对于血肌酐短期内明显升高或有高血钾的患者应谨慎使用。

4）控制血脂：糖尿病患者也容易合并高脂血症，高脂血症不仅会加重糖尿病肾脏病的进展，还会增加患者心血管疾病的风险，控制血脂有助于延缓糖尿病肾脏病的进展、降低心血管疾病的风险。对于非透析的糖尿病肾脏病患者,降脂治疗的首要目标是降低低密度脂蛋白胆固醇(LDL-C)，首选他汀类降脂药（如阿托伐他汀、瑞舒伐他汀、辛伐他汀、普伐他汀等）。不同的降脂药物药代动力学不同，有些需根据肾功能调整剂量，有些不能用于终末期肾病的患者。对于已经进入透析的糖尿病患者，如果之前没有使用过他汀不推荐使用，但是对于进入透析前已经开始服用他汀类药物的患者可以继续使用。降脂治疗的目标应因人而异。对于有冠心病或 GFR < 60 mL/（min·1.73 m^2）的患者推荐 LDL-C 水平控制在 < 1.8 mmol/L，其他患者则控制在 2.6 mmol/L 以内。

慢性肾小球肾炎

小李是一位 24 岁的姑娘，单位体检尿常规化验尿隐血和尿蛋白阳性。虽然没什么症状，但她还是去就医了。医生告诉她这很可能是慢性肾炎。住院期间她接受了肾穿刺活检，病理结果显示是 IgA 肾病。

（1）什么是慢性肾小球肾炎？

慢性肾小球肾炎，又称为慢性肾炎，多发生于青中年。大部分患者起病隐匿，早期临床表现不明显，常常通过体检发现，尿常规检查显示尿蛋白或（和）尿隐血阳性。部分患者可有肉眼血尿、浮肿、高血压等。患者多表现为蛋白尿、血尿、水肿、高血压等。慢性肾炎是一大类疾病，不是一个具体的疾病，根据发病原因，又分为原发性肾小球肾炎和继发性肾小球肾炎。继发性肾小球肾炎是由其他疾病导致的肾炎，如狼疮性肾炎、紫癜性肾炎、抗中性粒细胞胞浆抗体相关性血管炎（ANCA相关性血管炎）、乙肝病毒相关性肾炎等。原发性肾小球肾炎一般指原发于肾脏的肾炎，根据病理类型不同进行分类。因此，绝大多数考虑慢性肾炎的患者我们都建议行肾穿刺活检。原发性肾小球肾炎常见的病理类型包括系膜增生性肾小球肾炎，如 IgA 肾病、局灶节段性肾小球硬化、膜性肾病和系膜毛细血管性肾小球肾炎。其中，IgA 肾病是我国最常见的肾小球肾炎。

（2）什么是 IgA 肾病？

IgA 肾病是慢性肾炎最常见的病理类型，是通过肾穿刺活检诊断的，也是目前我国导致尿毒症的首要病因。疾病早期患者多无临床症状，通过体检发现蛋白尿、血尿。部分患者可在上呼吸道感染或腹泻几天内发生肉眼血尿，持续数天后自行消失，但肉眼血尿可复发。即使都是 IgA 肾病，不同患者的病理严重程度和临床表现差异很大，有一部分患者可终身表现为镜下血尿，不出现肾功能的异常；一部分患者病情逐渐进展，可逐渐出现肾功能下降，甚至进展至尿毒症。因此，我们建议要进行肾穿刺活检明确病变轻重程度，以便于制定治疗方案和判断预后。

（3）慢性肾小球肾炎如何治疗？

慢性肾小球肾炎的治疗方案因人而异。医生需要根据患者的临床表

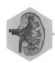

现、病理类型和特点、年龄、合并的基础疾病、尿蛋白定量等指标制定个体化的治疗方案。治疗主要包括基础治疗和免疫抑制治疗两个方面。

1）基础治疗：建议患者多休息，平时饮食少吃盐，预防上呼吸道感染、腹泻。合并高血压的患者要控制血压，优先选用血管紧张素转换酶抑制剂（如贝那普利、卡托普利）或血管紧张素Ⅱ受体拮抗剂（如氯沙坦、缬沙坦等）。建议将血压控制在 130/80 mmHg 以内。避免使用对肾脏有毒性作用的药物（如长期服用止痛药、含马兜铃酸的中草药等）。

2）免疫抑制治疗：包括激素和（或）免疫抑制剂治疗。并非所有的慢性肾脏病患者都需要或者能够接受免疫抑制治疗。对于那些尿蛋白比较少、血肌酐正常、肾脏病理改变比较轻的患者，可选用普利类或沙坦类药物及其他控制尿蛋白、保护肾脏的药物治疗，具体用药必须在肾内科医生的指导下进行。对于那些尿蛋白量比较大、血肌酐轻度升高、肾脏病理改变比较重的患者可给予激素和（或）免疫抑制剂治疗。由于激素及免疫抑制剂可能产生不良反应，必须在医生的指导下服用，且需要定期复查。

（4）慢性肾小球肾炎的预后如何？

早期发现、早期正规治疗对于控制慢性肾炎非常重要。如果发现慢性肾炎时血肌酐已经明显升高，患者将来进入尿毒症的可能性很大。大量尿蛋白、血压控制不佳、肾脏病理重的患者通常治疗效果较差，肾功能恶化的速度较快。但是不管怎样，积极治疗仍可延缓尿毒症的发生。即便是诊断了尿毒症，通过透析依然可以延长寿命。

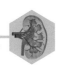

肾病综合征

李大叔近 2 个月出现了双腿浮肿，一开始浮肿可以自然消失，后来浮肿越来越严重，来医院看病。医生给李大叔开了尿常规检查和肝肾功能检查，发现尿蛋白（3+）、白蛋白低。医生告诉他得了肾病综合征。

（1）什么是肾病综合征？

患者往往表现为"三多一少"。"三多"为浮肿、大量尿蛋白（24 小时尿蛋白定量 ≥ 3.5 g）、高血脂，"一少"为低蛋白血症（血浆白蛋白 ≤ 30 g/L）。临床上只要符合上述"三多一少"就可以诊断为肾病综合征。因为肾脏出了问题，导致肾脏丢失了大量的蛋白，因此血中白蛋白水平会降低。大量蛋白尿和低蛋白血症对于诊断肾病综合征是必需的。

（2）哪些疾病可以导致肾病综合征？

肾病综合征的病因其实也有很多种。有些疾病如糖尿病肾脏病、狼疮性肾炎、乙肝病毒相关性肾炎等可以表现为肾病综合征，我们称之为继发性肾病综合征；有些是肾脏本身的疾病导致的，我们称之为原发性肾病综合征。因此，需要做一些检查排查导致肾病综合征的原因。成年人的肾病综合征，我们常常建议患者行肾穿刺活检明确具体的病理类型。

（3）肾病综合征的临床表现有哪些？

水肿和泡沫尿是肾病综合征最常见的表现。浮肿多出现在眼睑、下肢，严重的可有阴囊、腰骶部浮肿，甚至出现腹腔积液、胸腔积液，导致腹胀、胸闷憋气等。

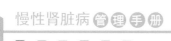

（4）原发性肾病综合征的病理类型有哪些？

原发性肾病综合征的病理类型多种多样，不同年龄好发的病理类型不同。常见的病理类型有微小病变性肾病、膜性肾病、局灶节段肾小球硬化等。青少年常见的病理类型为微小病变性肾病，老年人常见膜性肾病。近些年膜性肾病在年轻人中也越来越常见。

（5）肾病综合征有哪些并发症？

1）感染：肾病综合征患者最常见的并发症。最常见的感染部位是呼吸道，可表现为咳嗽、咳痰、胸闷、气促。其次是尿路感染、皮肤软组织感染，可表现为尿频、尿急、尿痛、腰痛、发热、皮肤红肿、发烫。当患者出现上述症状时应该及时去医院就诊。

2）血栓形成：血栓多发生在下肢，也有些出现在肾静脉和肺动脉。当患者发现自己的一条腿肿胀得更加明显、突然出现腰痛或血尿，或者突然出现胸闷憋气、咯血等情况时，应立即去医院就诊。当患者浮肿明显时不宜长期卧床，可适当按摩和活动肢体。

3）急性肾损伤：严重的肾病综合征可出现少尿、血肌酐快速上升，严重的可达到尿毒症水平。

4）高脂血症：由于肾脏丢失了大量蛋白，肝脏代偿性合成蛋白包括脂蛋白，导致患者出现高血脂。随着尿蛋白的控制，高脂血症可逐渐得到缓解。

（6）肾病综合征如何治疗？

肾病综合征的患者水肿明显时应注意休息，避免过度劳累，尽量避

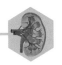

免感冒、上呼吸道感染。日常饮食要注意少放盐、少放油，浮肿时要减少水、汤、粥的摄入。药物治疗包括：

1）免疫抑制治疗。常用的药物有糖皮质激素（泼尼松、甲泼尼龙）；免疫抑制剂主要包括环磷酰胺、环孢素、他克莫司、吗替麦考酚酯、雷公藤等；生物制剂包括利妥昔单抗等。

2）肾素血管紧张素系统（RAS）抑制剂，最常见的药物为血管紧张素转换酶抑制剂（贝那普利、依那普利等）或者血管紧张素Ⅱ受体拮抗剂（氯沙坦、缬沙坦等）。

3）控制血脂，常用他汀类降脂药。

4）利尿消肿。当患者存在明显的水肿时可服用利尿剂减轻水肿，常用的利尿剂有呋塞米、氢氯噻嗪、螺内酯。需注意长期大量使用利尿剂可能导致电解质紊乱及高尿酸，因此需要在医生的指导和监测下使用。

（7）肾病综合征可以治愈吗？

肾病综合征的治疗是一个漫长的过程，大部分肾病综合征患者经过治疗浮肿可减轻消退、尿蛋白可转阴，但是有些患者会复发。有些患者最初治疗有效，一看到尿蛋白转阴就快速减量药物导致病情复发；有些患者在治疗过程中自行增减药物也容易导致病情反复。还有一些患者治疗的过程中出现了上呼吸道感染、泌尿系统感染而导致病情复发，甚至有些患者在通宵熬夜后出现复发。因此，广大患者在日常生活中要尽量避免上述可能导致肾病综合征复发的因素，做到遵医嘱用药，定期复查。

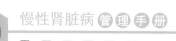
（8）肾病综合征的预后如何？

肾病综合征的预后因人而异，与患者的病理类型明确关联。一般情况下青少年微小病变大多对激素敏感，缓解快，预后好。膜性肾病蛋白尿水平虽然高，但一般进展缓慢。局灶节段性肾小球硬化、膜增生性肾小球肾炎预后相对较差，有可能进展为肾衰竭。此外，如果患者持续大量尿蛋白不缓解，或合并高血压、深静脉血栓等并发症时，肾病综合征进展至肾衰竭的风险也增加。不管怎样，早期诊断、规律治疗、定期随访有利于控制肾病综合征，延缓肾功能衰竭的发生。

高血压肾损伤

王大爷患高血压 15 年了，平时不注意，没有按医生要求服降压药和监测血压，他总觉得自己没有头晕头痛，就把高血压的事情忘在脑后了。近 2 年王大爷发现自己夜里总是上厕所，有时一晚要去 4 ～ 5 次，今年体检发现尿蛋白阳性，血肌酐升高到 130 μmol/L。医生告诉他可能得了高血压肾损伤。

（1）什么是高血压肾损伤？

高血压肾损伤是由于长期的高血压导致肾脏功能受损，出现以肾小动脉硬化、夜尿增多、蛋白尿等为主要临床特征的慢性肾脏病。有些原发性高血压患者平时血压水平虽然不是很高，但是随着时间延长，依然可能出现肾脏损伤。而那些血压水平非常高的患者，肾损伤发生较早也较严重。

（2）高血压肾损伤有哪些临床表现？

患者多有夜尿增多、蛋白尿，多伴有高血压的其他靶器官并发症，

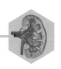

如高血压性心脏病、高血压性视网膜病变等。长期高血压得不到控制可出现血肌酐升高，甚至进展为尿毒症。

（3）如何防治高血压肾损伤？

控制血压对于防治高血压肾损伤至关重要。对于有蛋白尿的慢性肾脏病患者来说，一般我们推荐血压尽量控制在 130/80 mmHg 以下，60 岁以上的患者可适当放宽降压目标。高血压患者日常生活中要注意少吃盐，适当运动，戒烟、戒酒，控制体重。如血压仍高建议开始服用降压药。

常用的降压药有血管紧张素转换酶抑制剂（ACEI）、血管紧张素 II 受体拮抗剂（ARB）、钙离子通道拮抗剂（CCB）、利尿剂、β 受体阻滞剂、α 受体阻滞剂等。ACEI/ARB 不仅能降压，还能降低尿蛋白、延缓肾功能的减退。对于肾功能正常及轻度肾功能不全的高血压患者降压方案应包括一种 ACEI/ARB，可单独应用也可联合其他类降压药，但不建议 ACEI 和 ARB 这两类药联合应用。用药后部分患者的血肌酐可能有轻度升高，但是只要肌酐较基础值升高 < 30% 时可继续谨慎使用，超过 30% 时可减量或停药。肾功能不全失代偿的患者要谨慎使用 ACEI 或 ARB 类药物，如使用必须密切监测肾功能和电解质。

（4）高血压肾损伤的预后如何？

高血压肾损伤的预后与患者的血压水平有关。一般情况下血压控制较好的患者预后相对较好，肾功能减退速度缓慢。而长期血压水平较高的患者则可能出现肾功能逐渐恶化，还可能出现其他靶器官的损伤，导致高血压性心脏病、高血压性视网膜病变等。

▌高尿酸血症肾病

张伯伯8年前开始反复出现右踝关节痛，去医院检查发现尿酸高，医生告诉他得了痛风性关节炎，他平时没有规律的服用降尿酸药物，每次关节痛时就服用止痛药。1年半前他开始夜间频繁起夜上厕所，前天他去医院检查发现尿酸 750 μmol/L，肌酐 150 μmol/L。医生告诉张伯伯因为高尿酸血症一直没控制，还发展出了高尿酸血症肾病。

（1）什么是高尿酸血症？

高尿酸血症是痛风性关节炎和高尿酸血症肾病的共同根源。正常嘌呤饮食状态下，非同日2次空腹监测男性血尿酸 > 420 μmol/L（7 mg/dL）、女性 > 360 μmol/L（6 mg/dL），即诊断为高尿酸血症。导致高尿酸血症的原因有很多，包括高嘌呤食物摄入过多、肾功能减退、尿酸排泄的基因异常、部分药物如利尿剂的不良反应等。饮食中摄入过多动物内脏、老火汤、啤酒、含糖饮料等高嘌呤食物可以导致尿酸水平升高。此外，由于肾脏是排泄尿酸的主要器官，当肾脏出现病变时尿酸排泄减少，也可导致高尿酸血症。

高尿酸血症已经成为继高血压、高血糖、高血脂后的"第四高"，严重危害人们的健康。它还可以与高血压、糖尿病、高血脂、肥胖及心脑血管疾病伴发，因此是一个潜在的健康敌人。

高尿酸血症有很多危害。尿酸增高后尿酸盐沉积在关节的周围，导致痛风性关节炎。痛风典型的症状就是一个或者多个关节突然剧烈的疼痛、发红、发肿。长期的高尿酸还可以形成尿酸盐结晶沉积在肾脏，或者形成

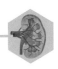

尿酸性肾结石，长此以往导致慢性肾脏病乃至肾功能衰竭。

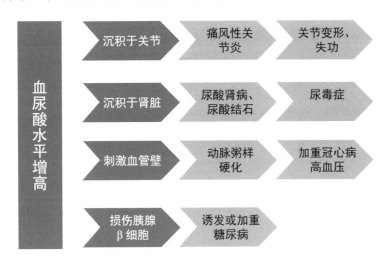

（2）痛风性关节炎的症状及其诱因

痛风性关节炎的典型症状可以概括为四个字"红、肿、热、痛"。很多患者因为夜间突发的关节痛就诊，疼痛程度剧烈，甚至无法下地行走。如果触摸的话可感觉温度较其他部位高、局部肿胀。痛风开始几次发作一般只发生在一个关节，第一跖趾关节是最常见的部位，随着痛风发作次数的增多，可逐渐出现踝关节、膝关节、腕关节和肘关节肿痛。痛风反复发作可在关节部位出现小包块，也就是痛风石，有时痛风石可破溃，严重者可出现关节变形、关节活动受到限制。

高尿酸血症的患者也不会时刻都发作痛风性关节炎。痛风的发作一般都有一些诱因。最常见的诱因是进食大量高嘌呤的食物，如动物内脏、贝类、鱼、饮酒等。其次受凉、感冒、劳累、感染、药物（阿司匹林、噻嗪类利尿剂）等也导致痛风的发作。

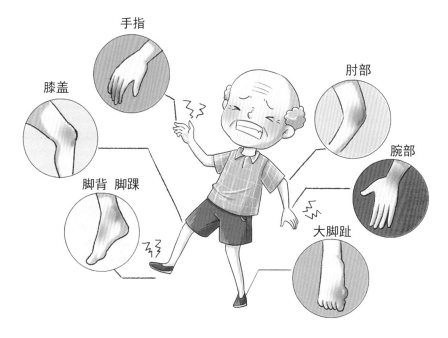

（3）什么是高尿酸血症肾病？

高尿酸血症肾病是由于尿酸盐结晶在肾内长期沉积引起的肾损害。患者多表现为夜尿增多、肾结石、小分子蛋白尿、肾功能异常，严重的可进展至尿毒症，需要透析治疗。高尿酸血症肾病治疗的根本是控制尿酸。控制尿酸的方法包括控制饮食和服用降尿酸药物。

（4）如何治疗高尿酸血症？

1）饮食控制

前面我们提到导致尿酸升高的一个主要原因就是饮食中摄入过多的含高嘌呤的食物。因此，要想控制尿酸首先必须要管住嘴。根据食物含有嘌呤量的多少分为极高嘌呤食物、高嘌呤食物、中嘌呤食物和低嘌呤食物（表1）。极高嘌呤的食物要绝对避免，高嘌呤食物平时要尽量不吃，中

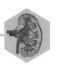

嘌呤的食物可以适当吃，低嘌呤的食物可以放心吃（表2）。此外患者要戒酒尤其是啤酒和葡萄酒、少喝甜味饮料、少用含有海鲜类的调味料，平时要注意多饮白开水。

表 1　食物嘌呤含量列表

动物性食物	总嘌呤含量（mg/kg）	植物性食物	总嘌呤含量（mg/kg）
鸭肝	3979 ± 104.4	紫菜干	4153.4 ± 243.1
鹅肝	3769 ± 213.7	黄豆	2181.91 ± 66.06
鸡肝	3170 ± 81.8	绿豆	1957.82 ± 24.55
猪肝	2752.1 ± 146	花生（熟）	854.75 ± 137.14
牛肝	2506 ± 137.1	腰果（熟）	713.43 ± 9.3
羊肝	2278 ± 66.1	糯米	503.8 ± 7.83
鸡胸肉	2079.7 ± 80.7	普通大米	346.47 ± 4.53
扇贝	1934.4 ± 83.4	大葱	306.45 ± 28.49
基围虾	1874 ± 43.2	红萝卜	132.28 ± 3.87
河蟹	1470 ± 76.6	菠萝	114.8 ± 13.27
猪肉	1378.4 ± 72.9	白萝卜	109.8 ± 7.35
草鱼	1344.4 ± 122.7	木薯	104.48 ± 13.69
羊肉	1090 ± 63.3	柚子	83.69 ± 6.59
牛肉	1047 ± 34.4	橘子	41.28 ± 3.38

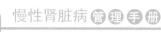
表 2　含嘌呤食物食用建议

极高嘌呤食物 （避免吃）	高嘌呤食物 （尽量不吃）	中嘌呤食物 （适当吃）	低嘌呤食物 （放心吃）
禽类内脏	畜类内脏	猪、牛、羊、肉	米、麦、面粉
海鱼、虾、贝类	豆类及豆制品	鸡、鸭肉和淡水鱼肉	蔬菜类、水果类
鸡精、酵母粉	各种干菜	豆腐	蛋类、奶类
	黄花鱼、鲍鱼、生蚝、干贝	菇类	油脂类

2）降尿酸药物的选择

降尿酸是治疗痛风性关节炎的根本。降尿酸的药物主要有两大类：一种是减少尿酸合成的药物，如别嘌醇、非布司他；另外一种是促进尿酸排泄的药物，如苯溴马隆。

别嘌醇是降尿酸治疗的一线药物，但肾功能不全的患者应减量使用，肾小球滤过率≤ 30 mL/min 时禁止使用。此外，在使用别嘌醇的过程中要特别注意有无过敏，一旦发现皮肤红疹、瘙痒、脱屑的时候应立即停用。现在通过基因检测可以确定哪些患者容易出现别嘌醇过敏。

非布司他降尿酸作用强大，过敏发生率较别嘌醇低，轻中度肾功能不全的患者也无须调整剂量，但对于缺血性心脏病和充血性心力衰竭的患者不推荐使用。

苯溴马隆适用于尿酸排泄障碍的患者，建议和碳酸氢钠同时服用，但需注意有肾结石的患者一般不推荐使用。

碳酸氢钠虽然直接降尿酸的作用不大，但是可以持续碱化尿液，对于避免尿酸结晶和肾结石的形成有一定帮助，也是肾内科医生常常会选用的药物。

3）痛风性关节炎急性期的治疗

在痛风性关节炎的急性期，患者可以短期服用消炎止痛类药物来缓解关节红肿热痛。常用的控制痛风急性发作的药物有非甾体抗炎药、秋水仙碱、糖皮质激素。

非甾体抗炎药是痛风急性期止痛的常见药物，如芬必得、布洛芬、依托考昔等。很多市面上治疗痛风的药物也都含有非甾体抗炎药。虽然非甾体抗炎药短期内可以缓解疼痛，但是并不能降低尿酸，而且长期服用将导致肾脏损伤、消化道出血，因此不能作为长期治疗药物。

秋水仙碱是控制痛风急性发作的特效药，最好在痛风发作 24 小时之内开始服用，但由于秋水仙碱容易出现毒性反应，因此必须在医生指导下服用。如果患者有肝功能不全、肾功能不全（CKD4、CKD5 期）应尽量避免使用。

对于痛风急性发作但又不适合服用非甾体抗炎药或秋水仙碱的患者，可给予小剂量糖皮质激素。

有些患者在服用降尿酸药物的过程中反而发作痛风性关节炎。这是因为痛风的发作与尿酸水平的剧烈波动有关。如果患者尿酸水平比较高，服用降尿酸药物后尿酸水平会快速下降，这时可能导致痛风的发作，随着尿酸水平的继续下降，痛风发作的次数逐渐减少。如果降尿酸治疗的过程中发生痛风，患者可继续服用降尿酸药物，并在医生的指导下短期加用非

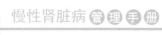

甾体抗炎药或秋水仙碱、糖皮质激素以缓解疼痛症状。

（5）高尿酸血症肾病的预后如何？

高尿酸血症肾病是可控可防的疾病。患者平时要注意避免进食会引起高尿酸的食物，规律服用降尿酸药物，定期检查尿常规、肾功能、肾脏B超，以便早期发现高尿酸血症肾病。很多早期的高尿酸血症肾病患者经过规律的降尿酸治疗，病情多可得到控制。少数患者进展至终末期肾衰竭需行透析治疗。

狼疮性肾炎

小红是一个 18 岁的小姑娘，有一次外出旅游晒太阳后出现面部皮疹，后来又出现发热、关节痛，到医院检查发现尿蛋白和尿隐血，进一步检查发现多种自身抗体阳性，医生告诉她得了系统性红斑狼疮、狼疮性肾炎。

（1）什么是系统性红斑狼疮？

系统性红斑狼疮（SLE）是一种自身免疫性疾病。常累及全身多个器官（如皮肤黏膜、肾脏、中枢神经系统、血液、肺、心脏等）。血清中可检测到多种自身抗体和免疫学异常。系统性红斑狼疮多见于育龄期女性，男女比例为 1 :（8 ~ 10）。现在越来越多的儿童、青少年、成年男性和绝经后的女性发生系统性红斑狼疮。

（2）系统性红斑狼疮的症状有哪些？

系统性红斑狼疮因为是全身免疫系统的疾病，因此可累及全身多个器官系统，临床表现复杂多样。皮肤黏膜为常见受累部位，最典型的是发生在脸颊部的蝶形红斑，还有些患者在晒太阳的时候，暴露部位皮肤会明

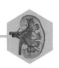

显发红或原有皮疹加重（光过敏），或有口腔溃疡、脱发等。关节肿痛也很常见。肾脏受累也不少，表现为泡沫尿、血尿，甚至肾功能衰竭。血液系统表现为贫血、血小板减少、白细胞减少等。肺的病变会表现为肺间质纤维化、胸腔积液、肺动脉高压等。神经系统受累可出现精神异常，表现为头痛、抽搐、意识障碍等。

（3）如何诊断狼疮性肾炎？

系统性红斑狼疮可累及全身各个器官，需要做很多检查协助判断。包括血常规、尿常规、肝功能、肾功能、电解质、红细胞沉降度、自身抗体、免疫球蛋白和补体等。

狼疮性肾炎是系统性红斑狼疮的一种并发症，超过一半的系统性红斑狼疮患者可合并狼疮性肾炎。当系统性红斑狼疮患者尿检发现蛋白尿、血尿时提示患者可能有狼疮性肾炎。此时可行肾穿刺活检明确狼疮性肾炎的分型，帮助医生制定最佳的治疗方案。

（4）狼疮性肾炎如何治疗？

狼疮性肾炎大多数情况下是可控的，如果合理用药是可以达到临床缓解的。狼疮性肾炎的治疗包括以下几方面。

1）一般治疗：建议患者平时注意休息、避免从事过于操劳的工作，避免强阳光照射，特别是夏天外出时应戴帽、打伞，擦防晒用品。日常生活中要尽量减少上呼吸道感染、肠道感染、泌尿系统感染等的发生，一旦发生及时治疗。使用血管紧张素转换酶抑制剂或血管紧张素Ⅱ受体拮抗剂可降低尿蛋白。

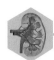

2）免疫抑制治疗：糖皮质激素是狼疮性肾炎治疗的基础用药。部分狼疮性肾炎患者需联合免疫抑制剂治疗，常用的免疫抑制剂有羟氯喹、环磷酰胺、吗替麦考酚酯、他克莫司、环孢素等，此类药物较为特殊，需要由医生选择使用。

3）生物制剂：除了传统的免疫抑制剂，生物制剂在狼疮的治疗过程中发挥着越来越重要的作用。常用的生物治疗药物有利妥昔单抗、贝利尤单抗。

（5）狼疮性肾炎可以治愈吗？

狼疮性肾炎很难彻底治愈，但绝大多数患者经药物治疗可控制病情。在某些情况下狼疮性肾炎可能复发，如过度劳累、感冒、阳光暴晒、女性妊娠、自行减量药物或停用药物等。患者要尽量避免上述可能导致狼疮复发的因素。因此，即使是处于临床缓解期的患者也应定期门诊随访，一旦发现病情反复，应立即规范治疗。

▎梗阻性肾病

张大爷今年 78 岁了，近 1 周总感觉排尿不畅，夜里上厕所多，昨天开始突然排不出尿了，觉得肚子胀。来医院检查，发现血肌酐升高，B 超发现膀胱里很多尿液、前列腺重度增生，医生告诉他应该是尿潴留导致的梗阻性肾病，给张大爷插了尿管，引流出 1500 mL 尿液，张大爷感觉舒服了，复查肌酐也下降到正常水平了。

（1）什么是梗阻性肾病？

梗阻性肾病是由于尿液流通不畅导致肾脏的结构和功能受影响而造

成的肾脏疾病。可以把泌尿系统想象为一个排水管道，尿液在肾脏产生，流经肾盏、肾盂、输尿管、膀胱、尿道而排出体外。如果中间哪一个部位有梗阻，都可能导致肾脏的积水进而导致肾功能的减退。

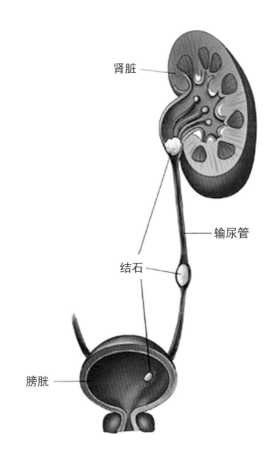

发生在肾盏、肾盂、输尿管的梗阻，称为上尿路梗阻，常常仅影响一侧肾脏，如肾结石、输尿管结石。发生在膀胱、前列腺、尿道的梗阻，称为下尿路梗阻，往往影响双侧肾脏，容易引起肾功能衰竭，如重度前列腺增生和神经源性膀胱。

（2）梗阻性肾病的临床表现有哪些?

1）疼痛：多见于肾结石和输尿管结石的患者，可表现为腰痛、下腹痛，可伴有血尿、恶心、呕吐等症状。

2）排尿困难：多见于前列腺增生的患者。老年男性，严重前列腺增生时可有排尿困难、尿流变细、排尿等待等症状。

3）肾功能不全：急性或长时间的双侧肾脏梗阻，可出现血肌酐升高。

4）泌尿系统感染：多见于有肾结石、输尿管结石、前列腺梗阻的患者。患者可有尿频、尿急、尿痛症状，部分患者甚至有发热、腰痛。

（3）梗阻性肾病如何治疗?

梗阻性肾病是由于泌尿系统梗阻导致的，医生首先会做 B 超、CT 等检查明确发生梗阻的部位，当梗阻部位明确后应尽快解除梗阻。很多情况下梗阻原因是可以去除的，如急性双侧输尿管结石导致双肾积液时患者可有血肌酐的升高，结石取出后复查血肌酐多可恢复到正常。有些情况下导致梗阻的原因短时间内无法去除，如宫颈癌多发转移压迫双侧输尿管导致肾积水，这时应行肾造瘘手术将尿液排出减轻肾积水以挽救肾功能。长期未得到有效治疗的慢性梗阻性肾病可以逐渐发展为慢性肾衰竭，必要时需要透析治疗。

（4）梗阻性肾病的预后如何?

梗阻性肾病不论是肾结石、输尿管结石还是前列腺增生都是可防可治的。早期发现并解除梗阻后大多数患者的肾功能可恢复。但是如果梗阻的原因持续存在会导致肾脏的持续损伤，最终可能导致尿毒症。

（黄香兰）

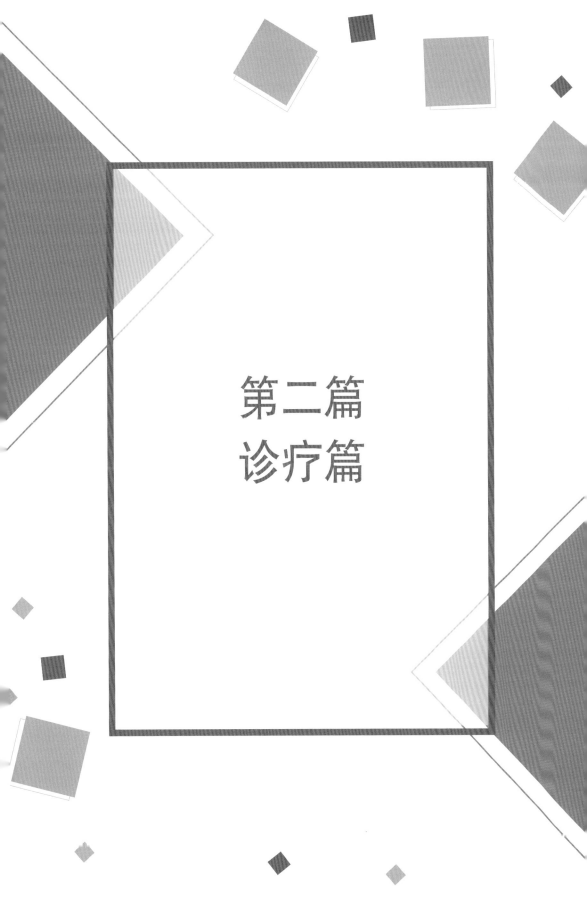

第二篇
诊疗篇

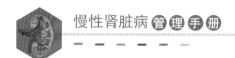

第三章　怎样诊断慢性肾脏病

慢性肾脏病有什么表现?

张先生今年40岁出头,家庭和美、事业顺利,平时除了觉得稍有乏力,偶有头痛外,未觉不适。他以为太过操劳,休息一下就会好了。妻子觉得他气色不好,多次催促他去体检,他也一推再推。今天终于安排出时间去全面体检,可结果却如晴天霹雳,医生告诉他,他患的是尿毒症,要准备透析!

为什么病情已经这么严重了却没有不适的症状呢? 因为作为身体的净水器,肾脏具有强大的储备代偿能力,是个"沉默的器官"。很多慢性肾脏病患者早期没有任何自我察觉的症状,或症状很轻微易被忽视。等出现明显不适再就诊时,肾功能已损失大半,病情已进入晚期。所以慢性肾脏病的早发现、早治疗显得尤为重要。下面我们来了解一下慢性肾脏病有什么表现。

▌慢性肾脏病早期征兆

一般来说,早期慢性肾脏病最主要的特征是泡沫尿、血尿、夜尿增多、水肿等,但并没有特异性,此时肾功能可正常,有的患者在该阶段甚至没有任何症状。随着病变的进展,肾功能逐渐下降,此时因肾脏强大的代偿功能,患者仍然可以无明显临床表现,因此也不容易被发现。

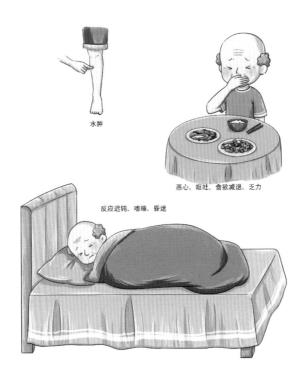

水肿

恶心、呕吐、食欲减退、乏力

反应迟钝、嗜睡、昏迷

慢性肾脏病中晚期表现

肾功能明显下降时，症状遍及全身。出现疲乏无力、食欲减退、恶心、呕吐、腹痛、面色苍白、抽筋、胸闷、气短、夜尿增多或全身瘙痒等多种表现。随着肾功能进行性下降，机体内毒素潴留进一步增加，大部分患者会有氨水般的口臭，部分患者会有手脚麻木。严重时可出现反应迟钝、嗜睡、昏迷等神经系统的表现，以及胸闷、呼吸困难等呼吸和心血管系统的表现，个别患者还可能出现心搏骤停。部分患者还误以为是"胃病""皮炎"至消化科、皮肤科就诊，从而延误了就诊时机。

因此，定期到医院去化验一下尿，查一下肾功能，再加做 B 超检查，就可能发现慢性肾脏病的蛛丝马迹。特别是尿常规检查，对早期肾脏病变是很敏感的，即使是轻微的病变，也会出现蛋白尿、镜下血尿或尿比重改变等异常。

什么是血尿？

小亮是个 20 来岁的小伙子，前几天感冒了，这天突然发现小便是茶水色的，到了医院，医生让他先去验尿，化验单提示尿潜血阳性，尿红细胞数值也比正常高出许多，医生说他有可能是肾炎。

血尿是判断肾脏疾病的一项重要指标，实际上血尿不一定都是鲜红色的，红色的尿也不一定都是血尿。比如浓茶色、酱油色、洗肉水样的浅红色，也可以是血尿。除了尿的颜色，医生还关心排尿是从头到尾都是血性的还是排尿末期才有血尿，以及尿液中有没有血块，排尿时有没有疼痛，因为这些表现都有助于医生判断血尿的来源。因此大家如果排尿尿色发红，需要注意自己有没有其他伴随的症状。

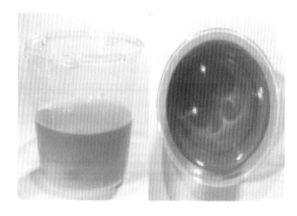

肉眼血尿（侧面及俯视）

▌血尿的概念

　　血尿并非简单的像血一样的红色尿液。正常尿液中无或仅有少量红细胞，离心尿液在显微镜高倍视野下偶然发现 1～2 个红细胞属正常现象；若红细胞 ≥ 3 个 / 高倍视野则称为血尿。红细胞量少时，仅能靠显微镜检查做出诊断，称镜下血尿。镜下血尿的存在通常是无声无息的，多数人通过体检发现。若每升尿液中有 1 mL 血液时即肉眼可见，尿呈红色或洗肉水样，称为肉眼血尿。出现血尿并不等同于患上肾脏疾病。

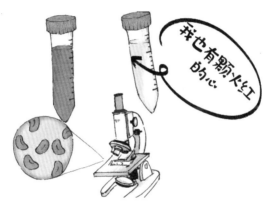

▌什么情况下会出现假性血尿？

　　发现尿液发红后，首先要区分是真性血尿还是假性血尿。一般人肉眼下可以初步判断：真性血尿一般略浑浊，如洗肉水样；假性血尿的尿液多为透明的红色。出现假性血尿要排除以下情况：①食物因素：甜菜、辣椒、番茄叶、红肉火龙果等；②服用某些药物，如利福平、苯妥英钠、酚噻嗪、氯喹、消炎痛、奎宁、酚酞等；③小便被污染，如月经、痔疮出血等情况。值得注意的是，近年来越来越多的无明显伴随症状的血尿出现，大多为肾小球性血尿，需引起我们的重视。

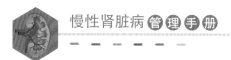

■ 出现血尿后怎么办？

真性血尿可见于泌尿系统疾病（如急慢性肾炎、遗传性肾炎、间质性肾炎、尿路感染、泌尿系结核、肾血管异常、血管异常包括肾静脉受到挤压如胡桃夹现象、先天性畸形等），也可见于全身性疾病（如感染性疾病：败血症、流行性出血热等）、血液病（白血病、血友病等）、心血管疾病（亚急性感染性心内膜炎、肾动脉栓塞或肾静脉血栓等）、尿路邻近器官疾病（子宫、阴道、直肠肿瘤侵犯尿路）。出现血尿后除了留意自己有无以上特殊情况外，还应尽快到医院就诊。医生首先会根据是否有泌尿系统或邻近器官病变，或有无用药及外伤等情况进行初步判断。通常首要的检查是尿常规，可以鉴别感染或是其他情况。肾脏超声检查可以初步判断血尿是否和泌尿系统结石、肿瘤等有关。尿红细胞位相检查也非常重要，我们在后文中会详细介绍。

尿泡沫多就是蛋白尿吗？

慢性肾脏病的典型表现之一就是出现蛋白尿，门诊也常常会有些患者因尿中发现泡沫而就诊。那么，是不是尿泡沫多就一定代表蛋白尿呢？事实上，不完全是这样，不能把泡沫尿等同于蛋白尿。有时蛋白尿并不一定能观察到泡沫尿，有泡沫尿也不一定就是蛋白尿。

■ 什么是蛋白尿？

正常尿液中含少量小分子蛋白，尿蛋白超过 150 mg/24h 或 100 mg/L，蛋白定性试验阳性，称为蛋白尿。如果 24 小时尿蛋白超过 0.15 g，常为

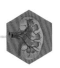

病理性蛋白尿，见于各种肾小球肾炎（如急慢性肾小球肾炎、遗传性肾炎、肾病综合征以及糖尿病、高血压、系统性红斑狼疮等引起的肾脏损害）和一些肾小管间质疾病（反流性肾病、肾发育不良、急性间质性肾炎等），是肾脏疾病的可靠指标。但是在一些特殊的生理情况下，比如剧烈运动、发热、寒冷、精神紧张等，也会出现蛋白尿，我们称之为生理性蛋白尿，这种状态下尿蛋白水平定性通常不超过一个＋号，定量通常＜ 0.5 g/24 h。

▌ 尿泡沫多就是蛋白尿吗？

　　尿液中泡沫的形成，主要与液体表面张力有关。正常情况下，表面张力很低，形成气泡较少。当由于蛋白、黏液和有机物质增多等各种原因导致尿液中成分发生变化时，会增加尿液的表面张力而出现泡沫。所以，尿中出现泡沫不一定就是蛋白尿。

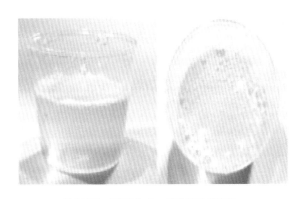

泡沫尿、尿蛋白 3+（侧面及俯视）

　　一些非病理性原因可导致尿泡沫增多，如排尿过急或位置过高，尿液强力冲击液面，空气和尿液混合在一起，容易形成泡沫，但较易消散。饮水过少、出汗过多、腹泻等可引起尿液浓缩，导致尿液中蛋白及其他成分浓度升高，容易使尿中泡沫增多。经常性兴奋者，由于尿道球腺分泌的

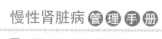
黏液增多，尿液表面张力增高，尿中也会出现较多泡沫。另外，便池中的消毒剂或去垢剂也可使尿液形成泡沫。而有些病理性因素，也可导致尿泡沫增多，如肝脏疾病者，尿液中胆红素含量增多，尿液表面张力增大，排尿时也可产生较多气泡。膀胱疾病如膀胱炎、膀胱癌等，或泌尿系统感染，使尿液的成分发生改变而产生气泡。糖尿病时，尿液中尿糖或尿酮体含量升高，尿液的酸碱度发生改变，尿液表面张力增高，也可出现泡沫尿。

总之对于持续出现的泡沫尿，需仔细甄别是否为疾病所致。如果排除上述非病理性因素后，尿液中仍然出现较多泡沫，或同时伴有其他异常症状或疾病，则可能是蛋白尿，需给予重视。

▋ 蛋白尿有哪些危害？

蛋白尿是肾脏病的一大典型表现，但尿蛋白的多少并不能完全体现肾脏病病情轻重。少量蛋白尿不一定说明肾脏损伤轻；大量蛋白尿也不能说明肾脏损伤严重，需通过可靠的专门的医学检验方法进行评估。如病理表现为微小病变型肾病，肾脏病变不重，但每日尿蛋白量可达几克甚至十几克。当然，长期大量蛋白尿对人体有较大危害，在慢性肾脏病患者中，蛋白尿的发生不仅仅是营养蛋白的大量流失，并且对肾小球、肾小管等都会造成损害，促成肾脏纤维化和肾功能的恶化。

为什么肾脏病患者会水肿？

刘女士花甲之年，最近总是被街坊邻居夸奖皮肤变白、皱纹也变少了，她心里偷着乐，自己这是"逆生长"了。可慢慢地有些不对劲，晨起眼睑紧紧的，眼睛不易睁开，肚子胀，胃口也不好，久站后双下肢竟能被按出一个个小坑，体重在 1 个月间增长了 10 斤。再结合尿蛋白 3+。她才恍然大悟，这哪是逆生长啊，这是水肿了！

水肿是人体组织间隙过量的液体潴留使组织肿胀，是肾脏病患者最常见的一个临床症状，可见于各种肾炎、肾病综合征及肾衰竭。当然，水肿不光是肾脏病患者独有的症状，在心脏病、肝病、营养不良等疾病中也可以见到水肿。在此我们重点了解肾脏病引起的水肿。

▌怎样辨别水肿的程度？

水肿可分为局限性水肿和全身性水肿两大类。液体积聚在局部组织间隙呈局部水肿。常见的有原发性淋巴性水肿、静脉阻塞性水肿、局部炎症性水肿、过敏反应性水肿等。当液体在体内组织间隙呈弥漫性分布时，呈全身性水肿；全身性水肿往往同时合并有腹腔积液、胸腔积液和心包积液等。水肿的程度可分为轻、中、重度。轻度：仅见于眼睑、眶下软组织，胫骨前、踝部的皮下组织，指压后可见组织轻度凹陷，体重可增加5%左右；中度：全身疏松组织均有可见性水肿，指压后可出现明显的或较深的组织凹陷，平复缓慢；重度：全身组织严重水肿，身体低垂部皮肤紧张发亮，甚至可有液体渗出，有时可伴有胸腔、腹腔、鞘膜腔积液。

▌肾脏病患者为什么会水肿？

肾病性水肿是肾脏疾病的特征之一，也是诊断肾脏疾病的重要线索。尤其是肾病综合征的患者，都会有大量蛋白尿、低白蛋白血症。白蛋白在血液内起到维持正常血浆胶体渗透压的作用。白蛋白在血液内中像海绵一样把水分吸附到血管内，当大量蛋白丢失后，它就失去了这种吸附作用，

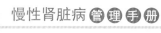

水分流失到血管外的组织间隙中，出现水肿。另外，部分患者因有效血容量减少，肾素－血管紧张素－醛固酮系统的活性增加和抗利尿激素分泌增加，进一步加重水钠潴留，加重了水肿。

▎肾病水肿的特点是什么？

肾脏是身体排出水分的主要器官，我们在前文肾脏的功能中有详细讲述。当患肾脏病时，人体水的平衡被打破，过多的水潴留在体内，称为肾病性水肿。肾病性水肿应注意和一些生理性水肿相鉴别，生理性水肿通常为晚上睡觉前喝水过多，晨起颜面浮肿，经过白天运动后水肿会消失。肾病性水肿的特点是一般呈"凹陷性"，多从皮肤疏松的地方，比如眼睑、双下肢开始。患者经常晨起时发现眼睑浮肿，傍晚时踝部水肿，并且随着水肿的加重，面部及下肢会出现持续性水肿。自查是否水肿，可选择小腿前内侧，用指端垂直按压，维持压力2秒钟，皮下水肿部位即可出现凹陷。

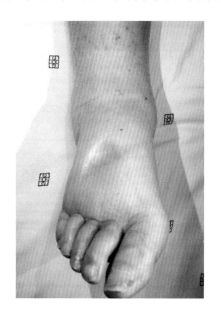

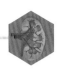

为什么慢性肾脏病患者会出现高血压？

经常有患者问"医生，听说高血压可以引起肾脏病，肾脏病也可以出现高血压，那我的高血压是因为肾脏病引起的？还是肾脏病是高血压引起的呢？"有人说肾脏病和高血压的关系就像鸡生蛋、蛋生鸡的问题一样复杂，也有人把二者称为难兄难弟，接下来让我们来了解一下肾脏病和高血压。

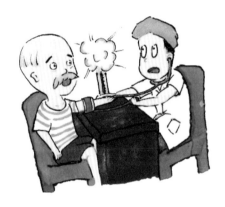

▌什么是肾性高血压？

为什么患上肾脏病时常常会同时患上高血压，也就是肾性高血压，其原因有些复杂。在前文中我们详细介绍了肾脏在维持水平衡及血压的调节中有重要作用。当肾脏出现病变时，或因为尿液产生的环节受阻，或因为各种激素的协调被打乱，以致稳定血压的机制受到破坏，高血压也就有机可乘了。

肾脏病时，作为肾脏的血液过滤功能会变得低下，水分和盐分滞留在血管内，会使血容量增加，即可发生高血压，即容量依赖性高血压。同时，为了提高低下的过滤功能，就必须增大通往肾脏的血流，这就需要升高血压。所以，为了提升肾脏血压，一种叫做肾素的激素被分泌出来，使血压得以提升。血压的上升原本是为了改善通往肾脏的血流，但是却导致了高血压，即肾素依赖性高血压。高血压状态持续，肾组织会因耐受不了高血压而受损伤，导致肾脏病恶化。此外，由于肾脏血管丰富，如果高血压持续时间较长，就会加重动脉硬化并进而促进高血压的恶性循环。所以高血压既是肾病的症状，也是使其恶化的主要原因之一。

▌ 什么是高血压肾损伤？

由高血压导致的肾脏损伤称为高血压肾损伤或高血压肾病。

高血压肾损伤的患者一般年龄较大，常常有原发性高血压家族史，先有较长时间的高血压，逐渐出现蛋白尿、肾功能损伤等。出现高血压肾损伤的同时往往还有高血压引起心、脑、外周血管或眼底损害的表现。

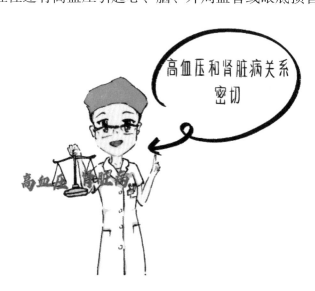

长期慢性的高血压造成的肾损伤往往是良性小动脉肾硬化，由于肾小管间质缺血造成肾脏浓缩功能减退。早期患者常常表现为夜尿增多，尿检可见肾小管性尿蛋白增多，一般 24 尿蛋白不超过 1 g，无明显的血尿，除非出现恶性高血压。

▊ 高血压与肾脏病的关系

高血压与肾脏病常常同时存在，如果病史清楚，临床表现又比较典型，两者似乎不难区分孰先孰后。但有些患者可能是高血压和肾损害同时发现，平时又没有测量过血压，也没有做过肾脏相关的检查，这时候鉴别起来就比较困难，有时甚至需要肾活检协助诊断。

当然，不管是哪种情况，总的治疗原则是一致的，都是根据患者血压、尿蛋白、肾功能的情况、对药物治疗的反应及其他合并症来选择药物，争取把血压控制在我们希望的范围内，延缓肾脏病的进展。

📖 怎样看尿检验单？

诊断肾脏病最常用的项目之一就是尿常规检查。它是迅速了解肾脏有无疾病、病变性质和程度的最直接办法。定期检查尿常规是早期发现慢性肾脏病最有效和简便的方法。在一张尿常规化验单上，会看到一些项目后面写了"+"号（根据程度不同或为"++"、"+++"），这在医学上都叫阳性结果。这些异常的指标不仅对于及时发现肾脏系统疾病有着较强的参考价值和临床意义，而且对糖尿病、黄疸肝炎、胆道梗阻等也有筛查意义。那对于普通人如何快速读懂尿常规化验单结果呢？

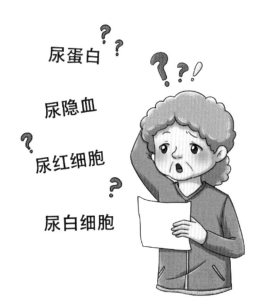

尿蛋白

尿隐血

尿红细胞

尿白细胞

正确采集尿液

正确采集尿标本是取得可靠结果的第一步。随机尿留取要特别注意：①尿标本必须清洁。女性要清洁外阴，勿混进白带。男性清洁尿道口。②收集尿液时，留取中段尿，即开始的一段和最后的一段都不要。具体方法是，开始排尿时快速数 1、2、3 后再用尿杯接取尿液，留取标本不少于 10 mL。③最好留取晨尿，提高疾病阳性检出率。④尿标本放置时间不宜过长，应在 2 内化验。⑤ 24 h 尿标本留取方法：首先，要准备一个 2 ~ 3 L 的带盖桶，注意清洗后晾干。晨起第一次尿弃去并计时，之后的尿液留到桶内，在放第一次尿液时，将防腐剂倒入桶中。之后 24 内所有尿液都留在桶内，至次日晨时同一时间的第一次尿液，至此 24 尿液收取完毕。量好 24 尿液总量，登记在检查单上，带 100 ~ 200 mL 尿液送检。

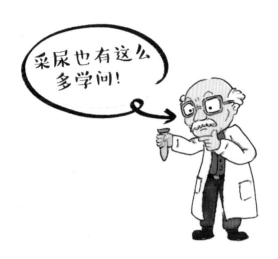

■ 尿常规化验单的内容

尿常规结果主要包括外观分析、化学分析和有形成分分析三个部分内容。其中常见的化验单内容如表 3 所示。

■ 尿液的外观异常有什么意义？

尿液的外观最直观，对正常尿液外观的描述通常是淡黄色、清晰透明。如果是粉红色或红色尿则有可能是肉眼血尿，多见于肾结核、肾肿瘤、肾结石、急性肾小球肾炎、尿路感染等。女性在月经期留尿化验，易造成假性"血尿"。如果是深黄色尿，可见于缺水、黄疸性肝炎等。如果是白色或浑浊尿液，多见于泌尿系统感染如肾盂肾炎、膀胱炎等。总之，颜色及透明度有变，请尽快看医生！

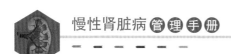

表3 常见尿常规指标

项目名称		标准值或现象
外观分析	颜色	淡黄色
	透明度	透明
化学分析	pH	5.5 ～ 7.5
	比重	1.010 ～ 1.030
	尿白细胞	-
	亚硝酸盐	-
	尿蛋白	-
	葡萄糖	-
	酮体	-
	尿胆原	-
	胆红素	-
	隐血	-
有形成分分析	白细胞管型	阴性
	颗粒管型	阴性
	透明管型	阴性
	红细胞管型	阴性
	蜡样管型	阴性
	白细胞镜检	2 ～ 5/HP
	红细胞镜检	0 ～ 2/HP

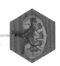

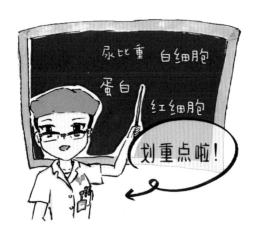

除了颜色，尿比重的结果也要注意。这个结果用于判断肾脏肾小管浓缩吸收功能。如果正常人一天都没喝水或者很少喝水，尿比重就会上升；如果短时间喝了大量的水，尿比重就会下降。所以，如果检验单上只有一个尿比重上升或下降，要先注意一下自己的喝水情况。

尿常规的指标

尿常规报告的项目很多，但对于普通人来讲有3个指标需要特别了解：蛋白质、潜血和细菌数，来初步判断肾脏是否出现了问题。

蛋白质：健康成人尿常规检查无蛋白。尿常规中的结果主要以（−）、（±）、（＋～＋＋＋＋）来表示。正常人这一项是（−），但是正常人在剧烈活动、发热等情况下都有可能出现这个结果的异常，往往不会超过（＋）。如果此项指标超过（＋）或多次复查均处于（＋）左右水平，就要警惕存在肾脏异常的可能，需进一步检查明确原因。除外，饮水量的多少会影响到尿蛋白的检测结果。简单来说，饮水多，尿液稀释，可能导致尿蛋白假阴性。这也是为什么有些患者查尿蛋白阴性后，医生仍建议留取 24 h 尿

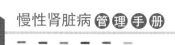

蛋白定量或尿白蛋白／肌酐比值检测。

潜血：也称隐血。不少人看到检验单上这一项指标阳性后，都会紧张的觉得自己尿血了，像得了什么不治之症似的到处求医。然而真相是，潜血"阳性"并不是血尿病因诊断的金标准。泌尿系统结石、肿瘤、炎症及肾脏疾病均可出现潜血阳性。判断是否存在真正的血尿，后面我们会讲到有形成分分析中高倍镜视野的红细胞数。

细菌数：有人会问是不是化验单上这项有细菌就是有感染了？并非如此，因为尿道及周围，还有小便杯中的细菌都有可能成为污染的来源。当然，如果有尿频、尿急、尿痛等症状，并结合尿白细胞计数的明显异常，可能存在泌尿系统感染，如膀胱炎、尿道炎、肾盂肾炎等。

另外，如果尿胆原和尿胆红素阳性，多提示有黄疸存在；尿酮体阳性可见于糖尿病酮症酸中毒等，也可见于高热、呕吐、腹泻、禁食、过分节食等；尿葡萄糖阳性，要结合临床分析，可能是糖尿病，也可能为应激性糖尿或摄入维生素 C、阿司匹林等药物的影响。

▌尿液中有形成分代表着什么？

这项内容庞大，包括细胞、管型、结晶等多个数据，其中最重要的两大指标：高倍镜下红、白细胞的计数和尿沉渣管型。

红细胞计数（RBC）：前面我们提到过，当红细胞超过 3 个 /HPF 时才能真正称为血尿。尿中大量红细胞时，应注意警惕泌尿道结石、肿瘤、感染或泌尿系统损伤等疾病。

白细胞计数（WBC）：当白细胞超过 5 个 /HPF 时，结合自身症状，就要考虑可能患有泌尿系统炎症。

尿沉渣管型是尿液中的蛋白或细胞及其碎片在肾小管内聚集而成，尿液中出现管型则提示肾脏病变。常见的管型种类包括有透明管型、细胞管型（白细胞、红细胞、上皮细胞）、颗粒管型、蜡样管型和细菌管型。常见于急慢性肾炎、肾盂肾炎或肾病综合征等，特别是颗粒管型、细胞管型都是肾脏实质性损害的标志。

▌尿蛋白的检验项目——24 尿蛋白定量、尿白蛋白／尿肌酐比值

尿蛋白程度对慢性肾脏病的诊断、治疗方案的制定、疗效的评估、疾病的预后都非常重要，因此精确测定尿蛋白的水平尤为重要。24 尿蛋白定量是通过收集 24 的全部尿液，测定其中蛋白质的含量，计算出 24（1 天）的尿液排出的蛋白总量，可以准确地反映患者尿蛋白的水平，是测定尿蛋白的"金标准"。慢性肾脏病患者需要定期行 24 尿蛋白定量检测。如 24 尿蛋白定量 > 0.15 g 称为蛋白尿。如 24 尿蛋白 > 3.5 g，称之为肾综水平蛋白尿。按蛋白尿的性质，可分为生理性蛋白尿和病理性蛋白尿。生理性蛋白尿指无器质性病变，尿内暂时出现蛋白质，程度轻，持续时间短，诱因解除后消失。这种现象多发生在剧烈运动、发热、寒冷、精神紧张等情况。病理性蛋白尿指因各种肾脏及肾外疾病导致的蛋白尿，多为持续性蛋白尿。按蛋白尿的来源可分为肾小球性蛋白尿、肾小管性蛋白尿、混合性蛋白尿、溢出性蛋白尿、组织性蛋白尿和假性蛋白尿等。

有些患者感觉采集 24 尿液来测定蛋白太麻烦，容易尿液采集不当，影响结果的准确性。因此另外一种相对简便的测定方法——尿白蛋

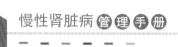

白 / 肌酐比值应运而生。尿白蛋白 / 肌酐比值（UACR）通常取随机尿即可检测，非常方便，一般与 24 蛋白质定量的相关性比较好。然而，当用于某个体患者时 UACR 可能产生误差。针对特定患者的特定病情，建议患者根据医生的要求留取 24 尿或随机尿进行尿蛋白定量或 UACR 检测。

▌尿红细胞位相

当尿常规结果中发现有血尿，为了查找血尿的原因，需要行尿红细胞位相检查。该检查用位相显微镜检查尿沉渣中红细胞形态，肾小球源性血尿多为畸形红细胞尿，非肾小球源性血尿多为正常形态红细胞尿。其机制是肾脏发生病变时，血液中的红细胞经病变的肾脏组织被挤压入尿液中，成为畸形的红细胞，尿红细胞位相检查即可发现这些奇形怪状的红细胞。如尿红细胞 ≥ 10 000 个 /mL 且畸形红细胞为主，考虑为肾小球源性血尿，医生则会根据血尿情况并结合肾功能、尿蛋白、血压、家族史等情况，酌情安排是否进一步行肾穿刺活检明确肾脏病病理类型。

怎样看肾功能化验单？

除了尿常规检验，大家对肾功能的指标更加关注。人们理解的"肾功能"通常是指肾脏排泄溶质的功能及肾小球滤过功能。比较简单的评估肾功能的方法是抽血检验，主要指标包括血清肌酐、胱抑素 C、尿素氮等。肾功能检测是判断肾脏疾病严重程度和预测肾脏病变预后、确定疗效、调整药物剂量的重要依据。

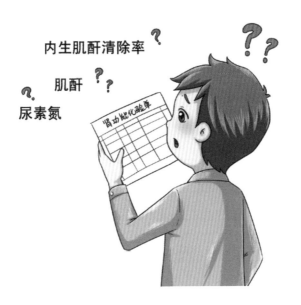

肾功能指标主要包括哪些？

肾功能化验单内容通常包括：血清肌酐、血清尿素氮、胱抑素 C、尿酸、内生肌酐清除率等，不同的指标代表的意义各不相同（表 4）。

表 4　常见肾功能检查

检查项目	简称	正常值	意义
血清肌酐	Cr	53 ～ 106 μmol/L （方法不同，区间不同）	评价肾小球滤过功能，灵敏度较尿素氮高，老年人、消瘦者可能偏低
血清尿素氮	BUN	3.2 ～ 7.1 mmol/L	粗略反映肾小球滤过功能，增高见于器质性肾功能损害、肾前性肾脏损害、蛋白分解或摄入过多等
血清尿酸	UA	150 ～ 416 μmol/L	增高见于肾功能损伤或尿酸生成过多
胱抑素 C	Cys C	0.51 ～ 1.09 mg/L	早期较敏感的肾脏受损标志物
内生肌酐清除率	Ccr	80 ～ 120 mL/ （min·1.73m^2）	判断肾小球功能有无损害及其程度，老年人有自然下降趋势

▌肾功能检查应注意什么？

第一，检查前注意休息，避免剧烈运动。

第二，检查前忌饮酒、过量食用肉类，饮食清淡为主。

第三，做肾功能检查不一定要空腹，体检前可以适量早餐和饮水。

▌慢性肾脏病肾功能异常的重要指标

慢性肾脏病一旦进入到慢性肾衰竭阶段，肾脏逐渐萎缩，不能维持基本功能，血肌酐、血尿素氮、内生肌酐清除率会出现明显异常。血肌酐受饮食等因素影响相对较小，所以它的异常对于评估肾脏损伤意义重大。血尿素氮则易受饮食中蛋白质摄入量、组织蛋白分解代谢及肝功能等多因素影响，故不能单纯据此评价肾功能状况。内生肌酐清除率能较准确反映肾脏的功能状况。一般来说，内生肌酐清除率为 51 ～ 70 mL/min，提示肾功能轻度损害；31 ～ 50 mL/min 为中度损害；下降至 30 mL/min 以下为重度肾功能损害。然而这些指标的异常并不能完全、精确反映肾脏受损的情况，发现异常后应结合病史、临床表现、尿液检查及肾脏病理检查等，才能对肾脏病变及其程度做出准确的诊断。

▌什么是肾小球滤过率？

虽然血清肌酐化验简单易行，但会受患者年龄、性别、体形、身高以及膳食结构等因素的影响，存在较大的个体差异，有时不能真实反映肾功能水平。尤其老年人代谢下降，导致肌酐产生量也随之下降，因此即使肾功能已经明显下降了，血清肌酐可能都不显著升高。为了更准确评估肾功能，临床医生可以根据血肌酐数值，结合患者的性别、年龄、体重等指标应用数学公式来计算肾小球滤过率,这称为估算肾小球滤过率(estimated glomerular filtration rate,eGFR)。这样的计算公式比较多,通过电脑或者手机软件都能计算。eGFR 与血清见得关系就像跷跷板的两端,一个升高,另一个则会下降。

除了用肌酐估算肾小球滤过率,还可以通过肾功能显像,也称肾脏 ECT(Emission Computed Tomography)精确测得肾小球滤过率。肾脏 ECT 是一种利用放射性核素测定肾功能的方法。目前临床使用的放射性核素是锝(^{99m}Tc-DTPA),该项检查只用少量的药物,射线能量不高,在体内停留时间很短,24 后身体内的显像药物就基本没有了,对身体基本没有伤害。该检查可以客观地检测每侧肾脏的滤过率、肾血管的灌注、肾小球的有效血液供给以及尿路是否通畅等。根据检测或者估算出肾小球滤过率数值后,医生可以进一步对慢性肾脏病做出分期,详见第一篇第二章第一节。

慢性肾脏病患者的 B 超检查

除了尿常规及肾功能检验外,肾脏超声也是临床筛查和诊断慢性肾脏病最常用、最重要的检查之一。它操作简单、无创方便,可以观察肾脏的大小、位置、形态和内部结构,发现结石、囊肿和肿块等,据此来评估和判断肾脏疾病的性质和严重程度。

肾脏 B 超的必要性

大家可能对慢性肾脏病患者做肾脏 B 超的重要性还不了解,不明白为什么医生总是开一堆检验检查单。因为不管是初次诊断慢性肾脏病的患者，还是慢性肾脏病长期随诊的患者，肾脏 B 超都是必需的。它不仅可以初步鉴别尿毒症患者的原发疾病，例如有无多囊肾、肾结石等引起的肾脏损害，而且还帮助寻找慢性肾衰竭急性加重的可能原因。此外，肾脏超声还可以发现位置异常的游走肾和异位肾，在排除泌尿系统肿瘤和肾脏来源的感染方面也能发挥重要的作用。

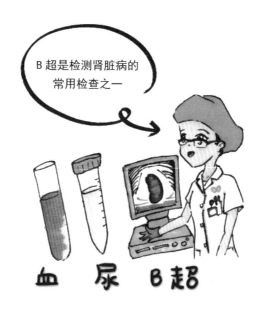

B 超是检测肾脏病的常用检查之一

血　尿　B超

肾脏 B 超的优点

肾脏超声检查是通过肾脏的回声来探测肾脏的形态结构，包括输尿管是否通畅、有无囊肿、有无结石，甚至有无肿瘤性的病变，使得其在早期都能够被发现。它是一种影像学检查，无创伤，结果很容易获得，对身体基本无害。

肾脏 B 超的检查方法

肾脏 B 超检查一般不需特别的准备，但检查前勿饮水过量，以免造成肾盂积水假象。检查时需要取不同体位从多路径、多断面进行检查。最常用的检查体位是侧卧位或仰卧位，必要时取俯卧位或站立位。检查前1～2饮水约500 mL，充盈膀胱，可使肾盂、肾盏显示清晰，有助于诊断病变。需要探查肾动静脉、下腔静脉时，也需空腹进行检查。

肾脏的 B 超表现

正常的肾脏 B 超可以清晰地显示肾脏的各层组织结构，包括肾皮质、髓质、肾窦和肾血管等。正常成人的肾脏长径10～12 cm，宽径5～6 cm，厚径4～5 cm。男性较女性略大，左肾较右肾略大。正常肾实质厚度1.5～2.5 cm，老年人肾实质厚度较薄。膀胱高度充盈时，肾盂可轻度扩张，但一般不超过1.5 cm。慢性肾脏病都是肾脏实质广泛损害为基础的，终末期肾脏疾病主要以肾脏缩小、实质变薄为特点，肾包膜不光滑，与肾周围组织界限模糊，肾脏实质的回声增强。而对于急性肾损伤的患者，通常肾脏超声显示肾脏体积增大，实质增厚。肾衰竭的严重程度和肾脏超声异常程度存在一定相关性，但并不完全平行。

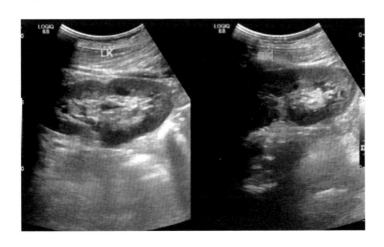

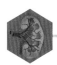

慢性肾脏病患者为什么要做肾活检？

由于肾脏疾病的病因及发病机制复杂，临床表现与肾脏的组织学改变并不完全一致，相同的表现可由不同的病理类型引起，而同一病理类型也可以有不同的临床表现。仅靠医生的经验治疗，存在很大的不确定性。为了明确肾脏病的病因病理，进一步确诊患者所患的疾病类型和严重程度，这时就需要做肾穿刺活检术。肾活检技术是目前对肾脏疾病诊断、指导治疗和判断预后的一种不可替代的重要手段，通过肾活检进行肾脏病理诊断是诊断肾脏病的"金标准"。

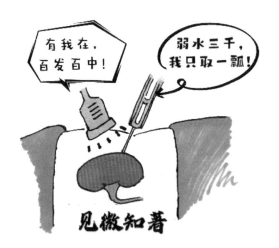

什么是肾活检？

肾活检即肾穿刺，也称肾穿刺活检术，是在超声引导下，采用一种特殊的细小穿刺针经皮肤刺入肾脏中并取出一小块肾脏组织，通过一系列技术方法来明确患者所患肾病病因和类型，为医生明确诊断、指导治疗、评估预后提供重要的客观依据。

▍肾脏病一定要做肾活检吗？

关于肾活检，有些患者会选择去做，毕竟检查准确，利于治疗。但也有些患者不愿意做，因为"听说肾穿刺对身体不好""肾穿刺会有风险"。正常人有两个肾脏，有 200 多万个肾小球，为了做出准确诊断，一般只需要 10 个以上肾小球即可。类似于从茂密的头发中拔几根头发下来，对人的影响微乎其微。虽然肾活检是有创性检查，但目前是一项非常成熟的技术，成功率高、并发症少。

▍哪些情况需要做肾活检

虽然肾活检是诊断肾病的"金标准"，但并不是所有的肾病情况都需要做肾活检确诊。那如何判断自己需不需要做肾活检呢？通常认为，肾病综合征、肾炎综合征、不明原因的血尿和（或）蛋白尿，一些继发性因素如系统性红斑狼疮、过敏性紫癜、血管炎等原因相关的肾损伤，以及不明原因的急性肾损伤、糖尿病患者的肾脏病变与其病情不符，这些患者通常需行肾穿刺活检来明确诊断。另外，肾移植术后患者发生蛋白尿、血尿、肾功能下降等情况者也需要做肾活检。

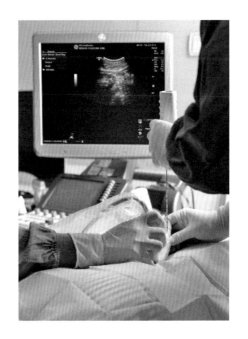

▌哪些人不适宜做肾活检？

　　肾活检是一种创伤性检查，其主要风险是穿刺后发生肾脏大出血。对于有明显出血倾向，一侧肾功能严重损害或先天孤立肾者，有肾血肿、肿瘤、脓肿或感染、肾积水、肾脏囊肿巨大影响穿刺者，精神病或不能配合操作者，以及血压控制不佳的高血压患者，肾肿瘤或肾动脉瘤者、过度肥胖与重度腹腔积液难以配合手术者，心功能衰竭，严重贫血，低血容量，妊娠或年迈者，在选择肾活检时要慎重。总之，肾穿刺活检术要在专业医生指导下，权衡利弊和风险，医患双方共同商定是否手术。

▌肾活检前要做哪些准备？

　　（1）医生了解患者病史、用药史、过敏史及体格检查，初步评估是否需要及适合做肾活检，患者应充分配合医生详细提供自己的情况。

　　（2）术前常规检查：尿常规、24尿蛋白定量、尿红细胞位相、肾功能、肾脏超声等。其他检查如血常规、凝血功能、肝功能、血脂、血糖、电解质等。

　　（3）肾穿刺前3～7天，停用阿司匹林或其他可诱发出血的药物。

　　（4）其他：训练肾活检时体位及屏气的配合，练习卧床排尿以避免术后导尿等。

▌肾活检后要注意些什么？

　　肾活检后，6～8内需绝对卧床休息，24后可下床活动，但1个月内禁止做剧烈运动。如无水肿，尿量正常，可适当多饮水，注意观察尿液颜色，监测血压、心率，注意有无腹痛、腰痛，如有异常，应及时报告医生。另外，肾穿刺后有些患者出现腰酸等不适感，也无需过于担心，多会在术后 1 个月内消失。

（杨　丽）

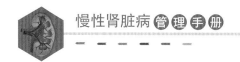

第四章　慢性肾脏病的治疗

慢性肾脏病"一体化治疗"理念

慢性肾脏病起病较为隐匿，部分患者有浮肿、高血压的表现，部分患者在体检中发现蛋白尿、血尿或者血肌酐升高，但仍有许多患者并没有明显症状，也未定期检查。无论人们发现与否，慢性肾脏病在经年累月之后都可能发展为慢性肾功能衰竭甚至尿毒症，需要接受透析或者肾移植治疗。因此，慢性肾脏病和高血压、糖尿病一样，是将会相伴终身的疾病。慢性肾脏病的防治需要医生和患者之间密切配合，药物治疗和改善生活方式相结合的"一体化治疗"。为了更好地防治慢性肾脏病，需要做到以下几点。

早期诊断：对于有慢性基础病（比如糖尿病、高血压、痛风、肾结石）的患者，需要早期筛查尿微量白蛋白、肾功能等，并将结果拿给专业医师解读，如果能寻找到慢性肾脏病的蛛丝马迹，就可以更早开始预防与治疗。饮食的控制和干预也贯穿着整个病程。

定期监测：即使初次检查没有发现问题，身体没有不适，也需要定期复查尿检和肾功能，定期测量血压。这不仅是对于已有慢性基础病的中老年人，年轻人也至少要每年体检一次，因为许多慢性肾炎始于青少年时期。

积极干预：如果发现有尿微量蛋白升高、肌酐升高或者高血压，都应当给予足够的重视。到专科门诊就诊，同时调整不良生活习惯，避免吸烟、酗酒和暴饮暴食，适当控制体重，注意休息和正常作息。

规范药物治疗：如果确诊有慢性肾脏病，需要按照专业医师的指导规律服药和定期复查复诊，应控制好血压、血糖。慢性肾脏病的治疗通常持续数月甚至数年，不能三天打鱼两天晒网。切勿迷信秘方偏方，因为肾脏很容易受到肾毒性药物的伤害，中草药的药理也较为复杂。普通民众必须咨询专业医师，切勿自己尝试用药或者"进补"。

在慢性肾脏病进展的漫长进程中，治疗通常可以分为以下三个阶段。

第一阶段：在早期针对慢性肾小球肾炎或者糖尿病、高血压等原发病的治疗。如果出现蛋白尿等情形被医生诊为慢性肾小球肾炎，尽可能早期做肾穿刺活检明确肾脏病理，医生可根据肾脏病理类型有针对性地制定治疗方案。治疗过程中需定期复诊，监测治疗效果和不良反应。

第二阶段：如果慢性肾脏病进展到中晚期，肌酐水平显著升高、双肾萎缩，则往往不再适用激素、免疫抑制剂治疗，而采取保守治疗方案，主要围绕着控制血压、纠正贫血、调整钙磷代谢等方面进行治疗。该阶段的主要目标是延缓慢性肾脏病进展，患者需要密切随访，监测肾功能的变化。饮食和生活方式的控制也非常重要，避免进食杨桃，避免服用含有肾脏毒性成分的中、西药，减少进食含嘌呤丰富的食物（老火汤、海鲜、动物内脏），避免酗酒吸烟、劳累、熬夜等，同时需要注意卫生习惯，保护自己免受病毒或细菌的感染。

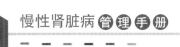

第三阶段：如果血清肌酐水平进一步升高到尿毒症阶段，此时患者常常伴有浮肿、贫血、高血压、食欲减退、恶心、活动后气促等症状，就称为终末期肾病或者尿毒症。此时应该在医生指导下选择肾脏替代治疗方式，比如血液透析、腹膜透析，或者为肾移植做准备。进入透析阶段虽然生活中有诸多不便，但是现代的透析治疗手段已能够维持长期生存。肾移植也已是非常成熟的手术，因此尿毒症绝非世界末日，更无需悲观绝望。患者要调整心态、积极与医生沟通，了解不同透析方式和肾移植的特点，选择适合自己身体状况和生活方式的治疗，积极了解相关医保政策，以顺利进入人生的新阶段。

此外，随着慢性肾脏病的进展，将出现包括高血压、心脑血管疾病、慢性贫血、钙磷代谢紊乱等各种并发症。在整个慢性肾脏病的治疗中，我们都需要同时控制高血压以及防治心脑血管疾病，因为这些并发症显著影响着慢性肾脏病的进展速度以及患者的预后，因此需要多种疾病一起控制，绝不仅仅是单纯治疗肾脏病。总之，慢性肾脏病的治疗是一个长期的过程，需要患者和医生的持续配合以及定期监测，需要药物治疗、饮食控制、生活方式改善多管齐下，绝非一日之功。

慢性肾脏病常用治疗药物

肾素血管紧张素抑制剂（ACEI/ARB）

不少细心的患者会发现，肾内科医生常常会给慢性肾脏病的患者使用一类降压药，药品名字末尾带有"普利"或者"沙坦"，有些患者会问：

"我并没有高血压，为什么给我开降压药呢？"下面我们会向大家解释为什么会用这类降压药治疗慢性肾脏病，以及使用中的注意事项。

这类药物是个大家族，包括有 ACEI 类（包括贝那普利、福辛普利、依那普利、培哚普利）以及 ARB 类（包括氯沙坦、缬沙坦、厄贝沙坦、替米沙坦等）。它们虽然最开始是作为降压药被发明出来的，但实际上也是慢性肾脏病治疗中的重要药物，也是我们肾脏内科医生最为青睐的药物之一。

在慢性肾脏病的进展过程中，有一个"邪恶轴心"，这就是肾素 – 血管紧张素 – 醛固酮，又称为 RAAS 系统，它们可以作用于全身器官尤其是心脑血管和肾脏，对肾脏病恶化、肾性高血压以及心血管疾病起了重要作用。病变的肾脏促使 RAAS 系统激活，而这个系统又会升高血压和加速肾脏病恶化，从而形成恶性循环。众多医学研究已充分证明，抑制 RAAS 系统能够减轻蛋白尿、延缓慢性肾脏病进展。而 ACEI、ARB 类药物，恰好可以抑制 RAAS 系统的激活。

国内外的多项临床研究都证实了此类药物可以有效控制 IgA 肾病的疾病进展。南方医科大学南方医院侯凡凡院士发表在著名的《新英格兰医学杂志》的临床研究还证实，即使在肾功能减退的患者中，使用贝那普利依然能够有效降低蛋白尿并且延缓慢性肾脏病的进展。因此在肾内科医生的眼中，这类药物的意义已经远远超过了普通降压药物的范畴，是治疗慢性肾脏病非常有力的法宝。

那么是不是所有的慢性肾脏病患者都可以自行服用这类药物呢？并

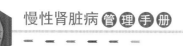

不是这样的。这类药物必须在医生的指导下服用，需要注意以下几点。

ACEI/ARB 类降压药不可用于孕妇和哺乳期的妇女，因为它会影响胎儿和婴幼儿的泌尿系统发育，因此如果是已经怀孕或者有备孕计划的女性以及哺乳期妈妈一定要告知医生，避免错误地使用药物而造成不良后果。

目前的研究表明，ACEI（药名带有"普利"）和 ARB（药名带有"沙坦"）两类药不能同时使用，只能选择其一。两者联用会显著增加高血钾和肌酐升高的风险，而且并不会对肾脏有更好的作用。

ACEI 或者 ARB 类药物不能使用在双侧肾动脉狭窄或者目前有高钾血症（血钾 > 5.5 mmol/L）的患者。而且对于肾功能较差 [肌酐 > 250 μmol/L 或者 eGFR < 25 mL/（min · 1.73 m^2）] 的患者，使用此类药物需谨慎，须在医生指导下用药；尤其对于高龄老人，因为其肾功能已有减退，更不要自行购药使用。

在服用 ACEI（药名带有"普利"）的过程中，如果出现持续的刺激性干咳，建议及时就诊，可能不适宜继续服用该类药物。

在服用 ACEI/ARB 的过程中，应该每日早晚测血压，如果服药后血压过低（低于 90/50 mmHg）甚至有头晕现象，可暂停服用，尽快至医院就诊调整药物。

服药期间需定期到医院复查肾功能和血钾，如果肌酐水平进行性升高或者出现血钾 > 5.5 mmol/L，可能要暂停服用药物，由医生调整药物；严重的高钾血症（血钾 > 6.5 mmol/L）可能诱发心律失常，威胁生命，应迅速就医。

▌糖皮质激素——治疗肾脏病的双刃剑

（1）科学认识糖皮质激素

治疗慢性肾炎常常会用到激素，不少民众从电视里看到大剂量激素会导致股骨头坏死，就非常恐惧。在门诊常常有患者非常担忧地询问："我这个病一定要使用激素吗？激素会有不良反应吗？"作为慢性肾脏病的常用药，大家需要对糖皮质激素有科学的认识。

我们通常使用的是药物合成的糖皮质激素，其实人体的肾上腺也会分泌内源性糖皮质激素，而且它有着非常重要的生理功能，包括调节糖、脂肪、蛋白质的代谢，调节免疫和抗炎作用，维持血压，调节记忆、情绪等高级中枢活动。而糖皮质激素制备成药物，主要可以抑制免疫和炎症，对于细胞免疫和体液免疫均有强大的调节作用。前面的章节已介绍过，多种肾小球肾炎的发病机制均和免疫细胞的紊乱密切相关。在既往长期的临床实践中，糖皮质激素也被认为是治疗多种原发性肾小球肾炎或者自身免疫疾病相关肾炎的有效药物。在临床使用中，糖皮质激素也有许多种类，按照其作用持续时间分为短效、中效和长效激素（表5）。

临床上治疗慢性肾脏病最常用于口服的是中效糖皮质激素，主要是泼尼松。而对于无法进食或者不适宜口服激素的人，会使用静脉用的氢化可的松或者甲泼尼龙。而地塞米松等长效激素一般不作为慢性肾炎的长期治疗药物。这是因为长期服用外源性长效激素将持续影响人体固有的内分泌轴，并且不良反应也较为持久，增加发生股骨头坏死等并发症的风险。

表 5　常用糖皮质激素的种类

分类	药物	血浆半衰期（分钟）	持续时间（小时）
短效	可的松	90	8～12
	氢化可的松	30	8～12
中效	泼尼松	60	12～36
	泼尼松龙	200	12～36
	甲基泼尼松龙	180	12～36
	曲安西龙	＞200	12～36
长效	倍他米松	100～300	36～54
	地塞米松	100～300	36～54

　　通常我们说的口服足量激素在成人中的剂量是指每日泼尼松用量 1 mg 每千克体重，如果按照体重 60 kg 来算，就是每天 60 mg。泼尼松是 5 mg 一片的，因此患者需要服用 12 片。而半量激素是指这一半的剂量，大家可以自行推算。足量激素一般持续使用数月后医生将根据患者情况逐渐减量。需要提醒各位患者，服药是个长期的过程，切不可三天打鱼两天晒网，医生开具处方后应该按医嘱服用，如果服用了一段时间就突然自行停药，不仅可能造成病情反弹，还可能造成"激素撤退综合征"。绝大多数情况下，在使用激素前以及使用的过程中，医生都会评估患者有没有不适合使用激素的情况或者出现并发症，为患者的安全用药保驾护航。

　　（2）糖皮质激素有哪些不良反应？

　　对于慢性肾脏病患者，启动糖皮质激素方案后，通常疗程都在 1 年以上，虽然在足量激素治疗数月后会逐渐减至小剂量，但累积使用时间依然会在1年半或者更长时间。采用大剂量糖皮质激素治疗方案一段时间后，很多患者会有感受"感觉我最近变胖了，然后脸肿了起来，还长了很多痤疮"。其实这也是激素最常见的不良反应之一。在这里我们详细介绍一下糖皮质激素的不良反应，以及患者们需要做到的事情。

水钠潴留：简单说就是水分和钠盐更容易蓄积在体内，因此容易导致下肢水肿加重，血压升高，大剂量激素冲击治疗过程中还容易因容量负荷过重导致心衰、肺水肿。因此在使用足量激素过程中需要注意自己的血压、尿量、水肿情况，可以每天早上在未进食早餐前称体重并记录下来。如果出现尿量减少、浮肿加重、血压升高或体重进行性增加，均需要及时就诊反馈给医生。

血糖异常：糖皮质激素调控糖类代谢，部分患者使用激素后会出现不同程度的血糖异常，尤其是激素会促进食欲增加，有的患者饭量加倍还经常加餐。这都会导致血糖升高甚至成为"类固醇性糖尿病"。因此我们建议服用激素的患者要控制主食的摄入量，避免食用甜点或含糖饮料，适当运动，可以自行监测血糖，并记录下来。如果达到糖尿病标准，也要遵照医嘱使用降糖药或者胰岛素治疗。

感染风险增加：从糖皮质激素治疗的机制上就能看出，调节免疫、抑制炎症是其主要效应。因此人体正常的免疫力也会受到抑制，表现在服用糖皮质激素的患者更容易发生感染性疾病，或者感染不易控制，可能发展为重症感染。

骨质疏松甚至股骨头坏死：长期大剂量使用糖皮质激素可能造成骨

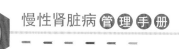

质疏松、压缩性骨折，严重者可能导致股骨头坏死，后者会造成患者残疾。对于大多数患者而言，避免长期服用长效激素、遵医嘱服药和定期复查髋关节影像检查是能避免此类严重后果的。在激素使用的同时医生常会开具钙片、骨化三醇作为辅助用药，但如果患者出现了臀部疼痛、骨痛、行走障碍，提示可能发生了股骨头坏死，需要及时就诊检查。

消化道溃疡或者出血：糖皮质激素可以导致胃酸分泌增加、胃黏膜保护屏障削弱，可能导致胃肠道黏膜糜烂、溃疡，严重者会出现消化道出血或穿孔。通常在服用激素的同时医生也会开具抑制胃酸或者保护胃黏膜的药物。如果有胃病病史，患者一定要告知医生，必要时在使用激素前行胃镜检查。服药期间避免进食辛辣刺激或尖锐的食物，避免大量饮酒，如果有腹部疼痛不适或者大便呈黑色或有血便，需要及时到医院就诊。

白内障、青光眼：出现白内障和青光眼在老年人或者长期大量服用激素的患者中并不少见。在此类患者中，如果有视物模糊、视力下降、眼球胀痛等情形，需要尽快至眼科就诊。

心悸、兴奋、手指细颤：糖皮质激素对于心律以及神经兴奋性均有影响。部分患者服用激素后出现心慌，这时可以自己数一下脉搏，如果确实有脉搏、心率较平时增加并且伴有心慌、心悸的症状，需要及时就诊，如果无法耐受激素可能要由医生减药、撤药。也有些患者出现兴奋、手指细颤、夜间难以入眠的现象，严重者会有情绪亢奋异常及精神症状，这些情况都需要及时就诊，评估能否继续使用激素。

对体貌的影响：糖皮质激素将影响脂肪代谢以及体脂分布，同时影响皮肤下胶原纤维的合成，因此许多患者会发现自己脸变圆了，肩膀变肥硕了，我们称之为"满月脸""水牛背"，长期服用激素可能会在腰腹部、大腿根皮肤出现宽大紫纹，轻轻磕碰容易有淤青。这些在激素减量或停用之后会有逐渐改善，不用过于惊慌。

综上所述，作为调节人体代谢的糖皮质激素，长期大剂量服用存在一定的不良反应，需要注意预防感染、消化道出血、股骨头坏死等危险的不良反应。对于老年患者、合并多种慢性疾病的患者、既往消化道溃疡病史、联用免疫抑制剂（如肾移植术后）的患者，服用激素的风险会显著升高，需要定期复诊、复查指标，积极预防相关不良反应出现，我们将详细措施归纳到表 6，供大家参考。

表 6　糖皮质激素的不良反应及相应防治措施

不良反应	注意事项
感染的风险	1. 重点注意泌尿系统感染（尿频、尿急、尿痛等症状）、呼吸道感染（咳嗽、咳痰、呼吸困难等症状） 2. 外出佩戴口罩，保持环境通风清洁 3. 避免养动物、禽类，避免接触有传染病、发热的患者
消化道出血风险	1. 建议行胃肠镜评估消化道情况，服用胃保护药物 2. 如平时常有胃溃疡、腹痛，需告知医生
肝功能异常的风险	定期复查肝功能
青光眼、白内障的风险	每年定期眼科评估
食欲、体重增高 高脂血症 血糖升高	1. 控制饮食，控制主食摄入、少吃甜食 2. 检测、记录体重变化 3. 监测血糖、必要时行药物治疗（降血脂、降血糖）

（续表）

不良反应	注意事项
水肿、血压升高	1. 医生指导下行降压、利尿治疗 2. 监测血压和体重
低钾血症	避免长期用利尿剂，定期检测电解质指标
骨质疏松 股骨头坏死	1. 规律服用钙剂、骨化三醇补钙 2. 定期复查髋关节平片和骨密度 3. 必要时到关节骨科就诊
痤疮	1. 注意用清水和洁面乳清洁皮肤，无香精的润肤乳保持湿润 2. 不要用手挤痘，可使用消炎药膏

（3）如何服用糖皮质激素。

长期应用糖皮质激素治疗会抑制人体糖皮质激素的正常（生理性）分泌，因而在治疗过程中会出现相应的不良反应。那么，治疗期间需要注意什么事情呢？

1）医生开的泼尼松片应该什么时候服用？

前面已经提到，糖皮质激素是一种人体固有的激素，有固定的生理分泌节律。根据分泌曲线可知，人体释放糖皮质激素从清晨开始升高，8点左右达到峰值，此后血中的浓度逐渐减少。为了模拟人体自身的激素分泌节律、减少对人体内分泌轴的干扰，建议泼尼松每天早上8点左右服用1次，这样可尽量减少对生理性糖皮质激素释放的抑制作用。

2）激素能够突然减量或者停用吗？

因不同个体对激素的耐受程度和依赖程度不同，部分患者减量的过程中可能存在停药反应或反跳现象。因此，对于长期服用激素的患者，切不可自己随意减少药物剂量，必须在专业医生的指导下调整糖皮质激素减药的方案。对于在减药过程中反复出现病情复发的患者，也需要及时就诊。

停药反应：轻者表现为精神萎靡、乏力、食欲减退、关节和肌肉疼痛，重者可出现发热、恶心、呕吐、低血压等，危重者甚至发生肾上腺皮质危象，需及时抢救。

3）儿童和孕妇能够用激素吗？

针对儿童（＜15 岁）、妊娠期妇女和哺乳期妇女这三类人群，糖皮质激素的使用存在影响青春期生长发育、影响胎儿及婴儿发育的风险。考虑这三类人群特殊的生理状况，建议在正规医院的医生指导下制定糖皮质激素治疗方案。

4）没空去医院，可以自己买激素吃吗？

有些患者由于距离医院遥远或者工作繁忙，没有每月定期复诊，而是自己在药店购买了激素一直长期服用，这也是不可取的行为。因为长期超剂量服用激素会导致一系列并发症，而通常在复诊过程中医生会根据患者情况不断调整剂量，脱离医生管理、自行购买服用大量激素的行为也是非常错误且危险的。慢性肾脏病是一种慢性疾病，需要长期治疗。建议每 1～3 个月复诊 1 次（如病情反复可缩短），并复查血常规、肝肾功能、尿常规、24 尿蛋白定量（或尿微量尿蛋白 / 尿肌酐定量）。

总之，对于激素大家不要盲目恐惧，知己知彼才能百战不殆。它是治疗慢性肾炎或者肾病综合征的常用药物，希望患者们能够遵从医生的嘱托，按时服药、定期复诊，配合医生观察有无相关的并发症，及时反馈处

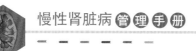

理，既实现药物的治疗作用又避免相关不良反应是医生和患者共同追求的目标。

免疫抑制剂的治疗作用和不良反应

许多慢性肾小球肾炎以及自身免疫病相关肾炎（如狼疮性肾炎、系统性血管炎）的发病机制与免疫系统的紊乱或者免疫复合物的形成有密切关系。因此，治疗这类肾病常用的治疗药物为糖皮质激素和免疫抑制剂。

前面我们已经介绍了激素的使用，但部分肾小球肾炎的治疗单用激素无效，即使用足量激素也无法减轻蛋白尿；或者仅仅对使用大剂量激素有效，但是激素减量或者停用激素时病情会复发。而我们也知道，大剂量激素不能长期用下去。这时就需要再和一类特殊的药物——免疫抑制剂一起搭配使用。免疫抑制剂最初在肾移植患者中用于治疗移植排异，近数十年已经广泛用于治疗许多种类的肾脏病。如果在严格的剂量控制和定期监测下，免疫抑制剂可发挥强大的抑制免疫紊乱的作用，对于许多种类的肾病有着独特的治疗作用。

然而，免疫抑制剂在治疗疾病之余，也有一定的不良反应，其共同的影响是对于人体免疫力都有抑制作用，增加感染和肿瘤的风险。不同类型免疫抑制剂服药过程中，还有其特有的不良反应。因此需要提醒各位患者注意的是，免疫抑制剂的使用指征较为严格，患者绝不能自行购买或服用，一定要谨遵医嘱。

下面我们简要介绍当前较为常用的几类免疫抑制剂，以及服药后的不良反应及注意事项。

▌环孢素和他克莫司

环孢素（Cyclosporine）和他克莫司（Tacrolimus）为两种临床上最常用的钙调磷酸酶抑制剂，属于应用广泛的免疫抑制剂之一。这两种药物都可以选择性抑制 T 淋巴细胞活化而发挥免疫抑制作用。然而，他克莫司在抑制 T 淋巴细胞活化的基础上，还可以抑制 B 淋巴细胞的功能。故而，他克莫司的免疫抑制作用较环孢素更强。

作为同一类药物，环孢素与他克莫司的不良反应有类似之处。这两种药物最常见的不良反应包括：抑制免疫力导致感染风险增加、肾小管间质损伤、消化道不良反应（纳差、恶心）和血糖升高。部分患者服用此类药物期间也可出现以下不良反应：血压升高、神经毒性（头痛、失眠、无力等）、高脂血症、高尿酸血症等。此外，环孢素还可以有多毛症、牙龈增生、痤疮等不良反应。

环孢素和他克莫司的安全用药都需要依靠医生定期复查药物血液浓度，血药浓度太低达不到治疗效果，过高又会导致药物中毒。因此医生也会定期开具血药浓度的检查，需要在早上未服用药物时抽血。还需注意的是，因这类药物在服药期间可出现于母乳中，因此如果哺乳的女性还需要继续服用此类药物，需要停止哺乳。

▌环磷酰胺

环磷酰胺（Cyclophosphamide）是一种细胞周期非特异性抑制剂，可抑制 DNA 的合成、干扰核酸的部分功能，同时减少 T 淋巴细胞及 B 淋巴

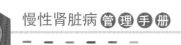

细胞，从而抑制淋巴细胞介导的细胞和体液免疫。环磷酰胺经常用于系统性红斑狼疮、狼疮性肾炎的治疗，是自身免疫性肾病的经典治疗药物之一。同时它也是膜性肾病治疗方案中的常用药物，并取得好的疗效。

环磷酰胺分为静脉滴注和口服两种剂型，静脉用药通常是每月用药一次，每次连续两天静脉滴注。环磷酰胺的常见不良反应是胃肠道反应（如恶心、不适）、骨髓抑制（白细胞减少、血小板减少等）和性腺抑制（女性常见闭经、月经紊乱，男性常见精子活力及数量下降）。部分患者使用该药时可能出现脱发、肝功能损伤、出血性膀胱炎、肺纤维化（罕见）等不良反应。其中，发生出血性膀胱炎后建议立刻停药，并返院调整治疗方案。因骨髓抑制的临床表现相对隐匿，故建议：长期口服环磷酰胺的患者，每2周复查血常规1次；行环磷酰胺静脉输液治疗后第1周和第2周复查血常规评估不良反应，如出现粒细胞缺乏症（血中性粒细胞计数 $< 1.5 \times 10^9/L$），需尽快返院治疗。

此外，需特别注意的两点是：①该药可影响胎儿发育，因此处于备孕、怀孕、哺乳阶段的患者不能使用该药物；②由于长期使用该药对女性卵巢功能和男性精子均有较长期影响，因此尽量避免在青少年或者青春发育期的患者中使用。

吗替麦考酚酯

吗替麦考酚酯（Mycophenolate mofetil，MMF）早在20世纪80年代被开发出来，1995年被批准其应用于器官移植，目前也是肾小球肾炎的常用药物。该药选择性抑制免疫细胞T淋巴细胞和B淋巴细胞增殖和功能，因而也是一种免疫抑制剂。在亚洲人群的 IgA 肾病以及狼疮性肾炎的治疗中，吗替麦考酚酯都占有重要的一席之地。

吗替麦考酚酯常见不良反应是剂量依赖性的胃肠道反应（如恶心、呕吐、便秘、消化不良等）和骨髓抑制作用（白细胞减少、血小板减少等），降低药物剂量后可减轻其不良反应。服用该类药物也会明显增加感染的风险，尤其是真菌、巨细胞病毒感染，因此需要特别注意个人卫生防护，避免感染。此外还需注意，肾功能减退的患者体内 MMF 的浓度会升高，毒副作用也可能相应增加，医生开具药物时要根据患者的肾功能水平或者监测血药浓度酌情增减药物剂量。

▌雷公藤多甙

雷公藤多甙是一种中草药提取物，1936 年我国药用植物化学家赵承嘏先生首次从雷公藤根部提取萜类色素雷公藤红，此后国内外学者从其根部提取并研制出中药制剂雷公藤多甙片。该药具有抗炎及抑制细胞免疫和体液免疫等作用，因此也长期被用于膜性肾病等多种肾小球疾病的治疗。

雷公藤多甙常见的不良反应为胃肠道反应（恶心、呕吐、腹泻、食欲减退）、性腺抑制（月经失调、闭经、精子活力及数量下降等），部分患者用药过程可出现骨髓抑制、肝功能损伤、神经毒性、心律失常、皮炎等表现。因此在青少年以及孕妇、备孕的患者不宜服用该药。服药期间需要定期监测血常规和肝功能，在以下情况需避免使用该药：①肝功能不全；②存在活动性消化道溃疡；③严重贫血、白细胞和血小板降低者。

■ 新型生物制剂——利妥昔单抗

利妥昔单抗（Rituximab）是一种新型的生物制剂，最初应用于非霍奇金淋巴瘤的治疗。近年有多项研究表明，利妥昔单抗对于部分难治性肾病综合征可以发挥作用，包括微小病变性肾病、膜性肾病等疾病，目前已经越来越广泛地用于治疗难治性肾病综合征，特别是对于特发性膜性肾病和糖皮质激素有使用禁忌或者激素依赖的微小病变性肾病，利妥昔单抗显示了令人满意的治疗效果。

利妥昔单抗是特异性针对 B 淋巴细胞膜表面的 CD20 蛋白的单克隆抗体，清除体内 CD20 阳性的 B 淋巴细胞，从而起到抑制免疫炎症反应、治疗肾小球肾炎的作用。接受利妥昔单抗治疗后，体内的 B 淋巴细胞在停止治疗后至少需要 6～9 个月才能恢复。B 淋巴细胞是人体内体液免疫系统重要的免疫细胞，因此在体内 B 淋巴细胞恢复之前，患者可出现免疫力低下导致感染风险增加，需注意预防感染。此外，生物制剂在治疗过程中存在出现输液反应的风险，甚至可出现全身性过敏反应乃至过敏性休克，故治疗过程需在医院内进行，如有过敏立即停药。此外，部分患者在治疗过程中可出现低丙种球蛋白血症，需定期检测血 T 细胞、B 细胞和丙种球蛋白水平。皮肤黏膜反应、进行性多灶性白质脑病等严重不良反应也偶尔有相应报道，但发生概率非常低。

免疫抑制剂治疗的注意事项

如前所述，使用了免疫抑制剂或者激素治疗的患者都会出现不同程度的免疫力下降，因此感染并发症的风险明显增加。环境中的病原菌（细菌、真菌、病毒等）无处不在，皮肤、肺部、泌尿系统等器官是病原菌常常侵犯的部位。既往感染性疾病也有复发或加重的风险。另外，体内的免疫系统对于隐藏的肿瘤细胞也有杀灭作用，免疫系统被打压后，肿瘤的风险也有所增加。为了在日常生活中避免不良反应的发生，我们还是着重提醒患者以下几点。

1）如果已有感染性疾病或者肿瘤病史，包括结核、慢性乙肝、丙型病毒性肝炎、肝硬化、支气管扩张伴感染、艾滋病、良性肿瘤或癌症等，请务必如实告知医生。医生在制定免疫抑制治疗方案，尤其是给老年人使用激素和免疫抑制剂之前，可能会做胸片、胃肠镜、肿瘤标志物这些检查，大家不要认为是过度医疗。筛查全身的病灶是谨慎用药的考虑，这将对治疗方案的制定产生重要影响，医生需要权衡利弊，并适当采取保护患者的措施。

2）避免到空气流通不佳、人群密集的场所，如果必须出入公共场所（比如地铁站、医院）建议佩戴好口罩并注意手卫生。出现咳嗽、咳痰、发热、尿急尿痛等情形需尽快就诊。

3）自然环境中的许多细菌、真菌类病原体对于免疫力低下的患者可能有严重威胁，如果吸入肺部可能导致重症肺炎。故居家时注意保证自然光照、通风和环境清洁，避免饲养宠物或家禽家畜，尤其避免靠近鸽子等有粪便、羽毛、扬尘的鸟类，尽量避免亲自打扫灰尘较大的房间、扬稻晒谷或者收拾陈旧、发霉的物件。

4）如果亲友有出现各类传染病，例如流行性感冒、水痘、结核、猩红热等，请不要接触、探望、照顾，因为免疫力低下者更容易感染疾病。

5）如果皮肤有水肿的患者，请穿着纯棉且宽松的衣裤，尤其注意内裤避免紧勒，每天检查皮肤有无破损、红肿、渗液的地方。对于重度水肿的患者，即使小的皮肤感染也可能进一步扩散。如有疖子要避免搔抓，小的皮疹可用莫匹罗星软膏等外涂防止感染，如果有红肿、皮温高或者疼痛的皮疹需要及时到医院就诊。

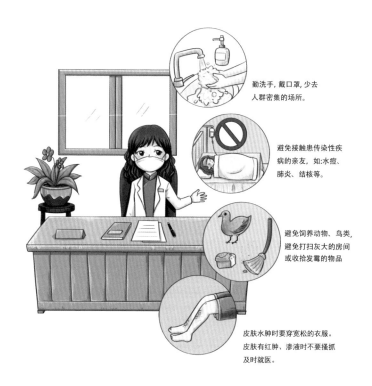

勤洗手，戴口罩，少去人群密集的场所。

避免接触患传染性疾病的亲友，如:水痘、肺炎、结核等。

避免饲养动物、鸟类，避免打扫灰大的房间或收拾发霉的物品

皮肤水肿时要穿宽松的衣服。皮肤有红肿、渗液时不要搔抓及时就医。

保护肾脏，从避免乱用药开始

人们常说"是药三分毒"，其实不无道理。因为诸多药物、化学物质均要经肾脏排泄，而有相当一部分药物成分可能引起肾损伤。作者曾接诊过各种原因导致药物性肾损伤的患者，比如：超剂量服用"感冒药"，长期服用"止痛药"，吞食鱼胆"清火"，饮用毒蛇或蜈蚣自制药酒等，都造成了相当严重的后果。药物性肾损伤在我国的已经成为一个非常严峻的问题。我国 45% ～ 85% 的急性间质性肾炎可能由药物所致；住院的急性肾损伤患者中，19% ～ 40% 是由药物所致；在慢性肾脏病基础上发生肾功能急剧恶化的患者中，药物所致的比例可达 37.5%，这些数字是相当触目惊心的。

已有慢性肾脏病特别是肾功能不全的患者，选择药物以及使用剂量均需要咨询正规医院的医生。老百姓常见的误解是：只有西药有不良反应，中药是纯天然的，因此没有不良反应。这种看法是不正确的，相当一部分天然植物所含化学成分对于肾脏有损伤作用。比如含有马兜铃酸的众多植物已被证实可以导致急慢性肾功能不全，包括关木通、广防己、青木香、天仙藤、细辛、朱砂莲、追风藤、寻骨风等药材。如果大家对上述药材有些陌生，用它们制成的成方可能不少人都接触过，包括：龙胆泻肝丸、分清五淋丸、安阳精制膏、香藤胶囊、追风透骨丸、润肺化痰丸、风湿止痛丸、和胃降逆胶囊、杜仲壮骨胶囊等。许多药物在短期内不会有明显作用，但如果长期连续服用，就有可能对肾脏造成不可逆的损伤。因此我们建议

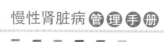

大家，药物不是食品，避免将任何类型的药物当作"补品"长期服用，对于慢性肾脏病患者更要避免使用有肾损伤成分的药物。

当然，使用西药也有众多注意事项，许多大家经常使用的药物，包括降压药（比如厄贝沙坦、贝那普利等）、口服降糖药（比如二甲双胍、糖适平等）、降尿酸药物（比如苯溴马隆、别嘌醇），都是在一定肾功能范围内适用。随着慢性肾脏病的进展，肌酐水平逐渐升高，一些药物可能从适用变为不适用。我们建议慢性肾脏病的患者定期复查肾功能和电解质，以便于医生调整药物方案。不能因为之前从医院开过某种药就一直自己买药吃，这种机械的做法容易造成用药风险。要严格遵循医嘱，科学用药。

我们还要特别提醒大家，治疗慢性肾脏病既不要过于悲观，也不要急于求成，更不要病急乱投医，不可偏听偏信民间"秘方偏方"或者广告传单对"神药"的夸大之词，因为非正规医药厂家制作的所谓药物更加没有科学依据和安全保证，容易加重肾损伤甚至导致更严重后果，尤其老年人既重视自身健康又对患病较为焦虑，容易上当受骗，建议大家切勿看小广告或听信宣传购买无资质厂家生产的"保健品"。大家要相信世上并没有所谓"灵丹妙药"，就医一定要选择正规医疗机构。

（张　镭　刘崇斌）

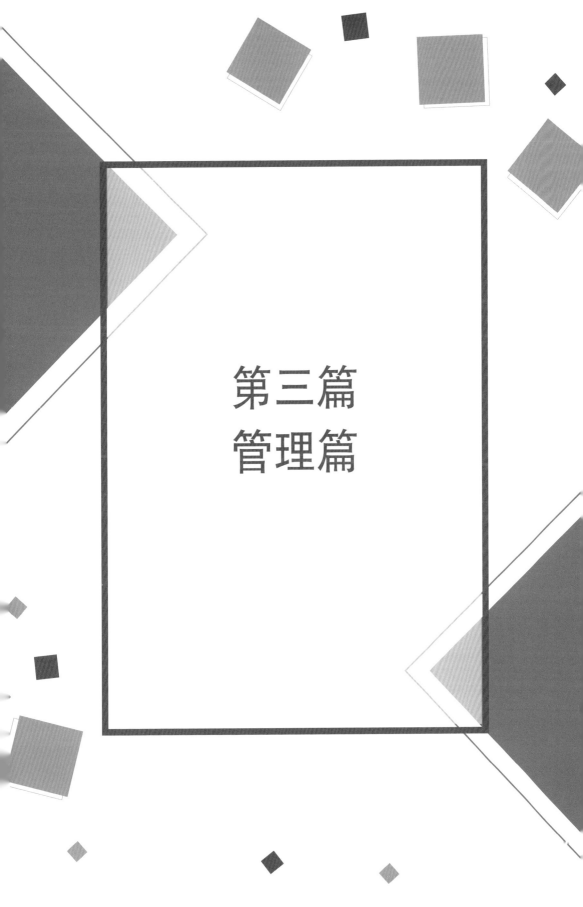

第三篇
管理篇

第五章　慢性肾脏病管理

慢性肾脏病患者应如何就诊和随访

张先生平素身体健康，从来没有到医院看过病。这天忧心忡忡地来就诊，原来是单位体检发现他血肌酐偏高，体检部门告诉他患上了"慢性肾功能不全"，建议他赶紧来肾内科就诊。医生详细询问情况，张先生觉得平时除了劳累后有点腰部酸胀不适之外，无任何不适，以前从没有检查血肌酐。追问病史，他想起来 5 年前查过尿常规，尿蛋白 2+、潜血 1+。由于没有不舒服，就没有当回事儿。医生告诉张先生，他之前可能患有慢性肾小球肾炎，因为没有及时诊治，所以逐渐进展到了慢性肾脏病 4 期。此时张先生追悔莫及，如果当时尿里发现问题时能够及时来医院看就好了。那么，什么是慢性肾脏病？慢性肾脏病患者该如何就诊和随访呢？

慢性肾脏病（Chronic Kidney Disease，CKD）是一种慢性疾病，需要长期的随访及管理，患者需要定期到医院肾内科就诊。慢性肾脏病分 5 期，早期肾功能缓慢下降，很多患者是没有任何症状的；晚期肾功能恶化速度加快，患者开始出现尿毒症毒素过多及代谢紊乱引起的各种症状和体征。慢性肾脏病不同阶段的临床表现、诊疗方案有所不同，我们将分别进行阐述。

■ 慢性肾脏病早期（CKD1～2期）

慢性肾脏病1～2期的患者，血肌酐通常在正常范围内，有些没有明显的症状和体征。但通过尿检和肾脏影像学检查可能发现异常，如尿潜血/红细胞阳性、尿蛋白阳性、肾结石、肾囊肿等。

早期慢性肾脏病患者初次就诊时，医生会安排一系列尿液和血液的检查。如果尿蛋白定量＞0.5 g/24h，尿红细胞位相提示畸形红细胞占多数等情形，医生会建议患者进一步检查，甚至需要进行肾穿刺活检术来明确肾脏病变的病理性质，在完善各项检查后制定治疗方案。

肾穿刺活检术需要住院完成，但住院时间不需要太长，一般5个工作日即可。肾穿刺术后第三天，如果没有明显的血肿，一般就可以出院了。出院后需在家中安静休息，避免剧烈运动。待拿到肾穿刺组织病理报告后，再收集齐相关病历资料到肾内科门诊就诊，制定进一步治疗方案。

门诊就诊时，医生需要了解患者住院期间肾功能血肌酐、白蛋白、尿常规、24 h尿蛋白定量等结果。每次门诊就诊均需携带住院期间医师出具的病历资料，包括：①出院小结；②肾穿刺活检组织的病理报告；③历次就诊的门诊病历；④相关检验检查结果（如肾功能、尿常规、24 h尿蛋白定量、肝功能、血常规等）。建议患者把重要的检验、检查结果，出院小结等病历资料复印备份，如果长期随访可以将检查按时间顺序装订成册或者夹在一起。

既往的病历、检验检查结果是重要的资料，对于医生判断病情、预后、制定治疗方案都有非常重要的意义。作者在临床工作中，曾遇到一个非常

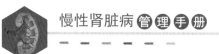

细心的患者，把她历次的检验检查结果都按时间顺序一张张的插在相册的活页里，并自制了标签和索引，每次医生要查询什么结果，都能很迅速地找到。这看似小事，却极大的方便了患者就医。大家知道，由于患者非常多，医生能分配给每个患者的时间是有限的，如果患者进诊室前毫无准备，进了诊室后一直翻包也找不到资料，这样不仅浪费就医时间，也影响医生对病情的判断。

医生制定方案开具药物后，不是回去吃完药就万事大吉了，必须要牢记以下几点：

（1）一定要遵医嘱按时、按量服用药物。药物治疗是有严格的剂量和服用时间要求的。一定要牢记医生的医嘱，查看药物单的说明，按照要求严格执行，切勿自行减量或停药。服用药物的要求详见前文。

（2）一定要按照医生的嘱咐，按时复诊。医生根据病情制定治疗方案后，需要对治疗效果、不良反应以及药物的血药浓度进行观察，并酌情调整。因此，定期检查很重要，尤其在治疗的初期或者调整方案后。应用了激素、免疫抑制剂等治疗的患者，初期需要每个月都到门诊复诊。定期复查尿常规、24 h尿蛋白定量、肝肾功能和血常规等。使用环孢素、他克莫司等药物需要监测药物的血药浓度。因为，只有把药物的浓度控制在合适的范围才能既获得最佳治疗效果，又避免可能出现的毒副作用。通常我们监测血液中药物的谷浓度，即血液中药物的最低浓度。如果平时早上八点用药，那么谷浓度抽血的最佳时间就是八点尚未服药之前。因此，在检测血药浓度时要注意，在早晨抽血化验前不能服用要测定的药物。门诊经常遇到一些患者晨起服药后来医院抽血化验，这时的血药浓度往往过高，并不是药物谷浓度，这会对临床医生调整药物造成很大干扰。随着病情稳定好转，例如尿蛋白减少或转阴后，可适当延长随诊的间隔，每3～6个月复查一次。

（3）出现明显不适或者感染等情况要及时就医。部分患者服药后可能出现一些反应，大多数属于药物的正常反应，适应一段时间就好了。但是部分患者可能出现比较严重的反应，例如过敏、肝功能损害、急性肾损伤、血液系统变化、骨病或股骨头坏死以及血糖升高等；有些患者使用免疫抑制治疗导致免疫功能减退，可能出现比较严重的感染。发生上述问题，需要及时到医院就诊。

▌慢性肾脏病中期（CKD3 期）

慢性肾脏病进入 3 期，治疗方案不尽相同。患者的肾功能已经减退，血肌酐轻度升高，因此治疗起来需要考虑的因素比较多，尤其是使用激素及免疫抑制剂的获益及风险等。有明确病因及肾穿刺病理结果的患者，治疗方案往往比较明确；部分患者由于肾脏结构不好，肾实质回声增强、肾脏皮髓质分界欠清、孤立肾等原因未能行肾穿刺活检，医师多需根据患者病情特点、尿蛋白结果、血肌酐变化情况，权衡利弊后制定治疗方案。慢性肾脏病 3 期已进入肾脏纤维化过程，虽已错过治疗的最佳时期，但仍有很大的改善空间。全方位、一体化治疗能够显著延缓肾脏病进展，改善预后。因此，患者需严格遵从医师意见，既要按时遵嘱服药，也要调整饮食和生活方式，坚持定期复诊，复查肾功能、尿常规、尿蛋白定量等指标，评估病情进展情况并制定下一步的诊治方案。

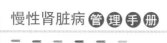
慢性肾脏病晚期（CKD4～5期）

慢性肾脏病4～5期已经处于慢性肾脏病晚期阶段，肾脏病变慢性、不可逆，通常激素和免疫抑制剂的不良反应大，而且治疗效果不明显，因此往往选择保守护肾治疗。此期患者通常会出现不同程度的症状和体征，如乏力、纳差、恶心、皮肤瘙痒、尿量减少、浮肿、胸闷、气促等，化验检查表现为贫血、低钙血症、高磷血症、高钾血症、代谢性酸中毒等。

此期的患者每1～3个月需到肾内科专科医师门诊复诊，并复查血常规、肾功、电解质等，根据结果调整护肾治疗方案。随着血肌酐的不断升高，门诊复诊的时间间隔需适当缩短。慢性肾脏病5期患者，需更加关注每天尿量、体重情况，严密监测肾功能、电解质，并提前了解肾脏替代治疗的方式，做到心中有数，准备选择血液透析方式的患者，在即将进入透析的前2个月左右提前做好动静脉内瘘手术。这是因为刚做好的动静脉内瘘不能马上使用，需要6～8周的时间发育、成熟。

慢性肾脏病并不是洪水猛兽，大家也不要谈"肾病"色变。俗话说，千里之堤溃于蚁穴，慢性肾脏病通常表现为缓缓进展的过程，早期及时进行肾功能、尿常规等检查能够发现慢性肾脏病的蛛丝马迹，及时和持续有效的治疗，往往可以延缓慢性肾脏病进展的脚步。

慢性肾脏病患者应注意观察哪些症状和体征

慢性肾脏病早期（CKD1～2期）

早期慢性肾脏病的患者可能出现颜面（眼睑）水肿及四肢、躯干的水肿，也有部分患者表现为尿泡沫增多，但大部分患者可以没有任何临床症状和体征，往往是在体检或者因其他不适就医时，查尿常规发现有血尿、蛋白尿等，才到肾内科就诊。

部分早期慢性肾脏病患者需使用激素和免疫抑制剂（如环孢素、他克莫司、吗替麦考酚酯、雷公藤等）治疗。因为激素及免疫抑制剂在发挥治疗作用的同时，可能会带来不同程度的不良反应，所以用药过程中需注意观察药物相关的不良反应。此时患者的免疫力受到了不同程度的抑制，需更加关注是否有合并感染情况，如果用药过程中出现了发热、咳嗽、咳痰、皮肤红肿，甚至胸闷、气喘等情况，需尽快到医院就诊，及时调整药物，并积极行抗感染治疗。

慢性肾脏病患者常合并高血压，而长期高血压也可能引起肾脏损伤。因此，慢性肾脏病患者血压情况与预后息息相关，正确、规范的血压测量与记录是临床医生治疗决策非常重要的参考。部分患者到医院测量的血压偏高，是由于患者到医院后情绪紧张或者活动造成的，我们称之为"白大衣高血压"。因此，在医院或者诊室测量的血压不能反映患者的真实血压情况。医生一般会要求患者在家里测量血压，即家庭血压，最好能够在不同时间（一般为早晨、中午和晚上）测量血压，并认真记录。待下次门诊时将记录拿给医生看，医生根据家庭血压情况可以判断降压药处方是否合理，并酌情调整药物。

慢性肾脏病也常常伴发糖尿病或者血糖异常。通常包括以下几种情况：①糖尿病合并慢性肾脏病；②长期糖尿病引起糖尿病肾脏病；③慢性肾脏病使用激素等药物过程中引起血糖异常（如类固醇糖尿病）。出现上述情况的患者需要记录血糖情况。然而大部分患者只记录晨起空腹血糖情况，甚至有些患者只是偶尔测量几次血糖，这都是非常不规范且不利于疾病控制的。建议患者居家时自备血糖仪和记录血糖的册子。除了测量晨起空腹血糖情况外，还需要监测餐后 2 小时血糖情况，并及时记录。每次就诊时将记录本给医生看，以便于调整降糖药物。在血糖控制平稳后，可以适当减少测血糖次数，但仍需间断的监测，以判断血糖控制情况。

▍慢性肾脏病中期（CKD3 期）

处于慢性肾脏病中期的患者，其血肌酐轻度升高，除了水肿、蛋白尿、血尿、尿泡沫增多等临床症状外，高血压也比较常见。有些患者会开始出现轻度的贫血、钙磷代谢的紊乱。这些患者在门诊随访过程中，除需每 1～2 个月检查尿常规、尿蛋白定量外，还要定期检查血常规、肾功能和电解质、甲状旁腺素（PTH）等，并根据情况评估是否需要使用改善贫血、降磷、活性维生素 D 等药物。

如果因病情需要使用了激素及免疫抑制剂，须更加关注药物的不良反应和合并感染情况。如果出现发热、咳嗽、咳痰、胸闷、气喘等呼吸道感染表现，或者肢体皮肤的红肿痛等皮肤软组织感染表现，或者尿频、尿

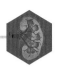

急、尿痛等泌尿系统感染表现，需要尽快去医院就诊，积极行抗感染治疗；如果感染较重、抗感染治疗效果不佳，根据医生建议减停激素及免疫抑制剂。除了感染风险增加外，此期应用免疫抑制剂也易出现肝肾功能和血压、血糖的异常，因此定期复查肝肾功能很有必要。

肾功能不全患者易出现高血压、血糖异常，血压、血糖控制不良更易加快肾功能不全的进展，因此慢性肾脏病患者良好的血压、血糖控制至关重要。家庭监测血压、血糖，规范、有效记录，及时与门诊医生沟通并根据情况调整降压、降糖药物，往往可以有效延缓慢性肾脏病的进展。ACEI/ARB类药物具有良好的降尿蛋白、肾脏保护作用，但这类药物可能引起血钾升高或肌酐快速上升，因此在用药的过程中，需要控制摄入含钾高的食物和药物，定期监测肾功能、电解质（血钾、钠、氯），警惕高钾血症。

此外，饮食和生活方式对慢性肾脏病的进展有很大影响。患者可以计算每天吃的食物情况，根据食物成分表估算摄入的营养成分。测定尿液中电解质和尿素的含量可以推测摄入的盐和蛋白质的情况。关于慢性肾脏病饮食管理的内容详见后文。

慢性肾脏病晚期（CKD4～5期）

随着慢性肾脏病逐渐进展至晚期阶段，血肌酐进一步升高。尿毒症毒素过多引起的相关症状，如纳差、食欲下降、恶心等，开始逐渐显现出来。该阶段患者需要保持更加频密的复诊，复查电解质、肾功能、血常规，切不可图省事而轻视复查。此阶段肾功能并不稳定，有患者肌酐平稳上升，

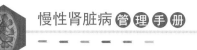

也有进展迅速者可能一两周内肌酐就上升 100～400 μmol/L。因此更加需要评估肾功能恶化的速率，以及是否合并电解质、酸碱代谢紊乱。当血肌酐水平升高至 500～700 μmol/L 及以上，即使没有明显症状，也应当在医生的指导下制定肾脏替代治疗的方案，必要时做血管通路的手术。如果患者出现恶心呕吐、反复高血钾、肌酐进行性升高、尿量减少、浮肿逐渐加重、胸闷气促、高血压难以控制等表现，都预示着应当开始透析治疗了，需要尽快就诊。

随着肾脏排泄功能逐渐减退，患者尿量开始明显减少，若不限制饮水量，入量大于出量，可逐渐出现体重增加、颜面部及四肢水肿、血压升高且不易控制。此时处于慢性肾脏病晚期的患者，需要开始关注每天尿量和体重变化。如果尿量减少、体重增加，就需要严格限制水分摄入，并及时就诊。身体里的水过多时，除浮肿外，会出现活动后胸闷、气喘、咳嗽咳痰，甚至晚上睡觉无法平躺，需要垫高枕头或坐起来才能舒服点。若未及时治疗，可逐渐演变至静息状态下即感胸闷、气喘。这是由于长时间体内水分过多，心脏处于高负荷状态下，出现了心力衰竭和肺水肿。出现心衰症状往往预示着要开始透析了，需要立即到医院治疗。此外，还需要注意的是，慢性肾脏病晚期患者出现冠状动脉粥样硬化、心肌梗死等心血管事件风险也会明显增加，当患者出现发作性或持续性心前区闷痛时，需要尽快就诊心内科，切不可大意。

除了上述症状外，慢性肾脏病晚期还可能出现电解质紊乱和酸碱失衡，主要表现为高钾血症、低钙血症、高磷血症和代谢性酸中毒。①高钾血症：慢性肾脏病晚期最常见的代谢紊乱。因为严重高钾血症可能引起恶性心律失常、心搏骤停等严重并发症，所以需要格外注意。临床医生经常苦口婆心告知慢性肾脏病患者应低钾饮食，就是为了尽量减少钾摄入，避免高钾血症的发生。②高磷血症：为 CKD 常见并发症，也是继发性甲状旁腺功能亢进、肾性骨病的主要诱因，血磷过高可以引起皮肤瘙痒。③低钙血症：低钙血症容易引起手足抽筋，也可能影响心律。④代谢性酸中毒：随着 CKD 的进展，人体蛋白质代谢所产生的酸性物质无法排出体外，所以常并发不同程度的酸中毒，酸中毒也会加重高血钾，严重酸中毒还可以影响神经系统和呼吸系统。

慢性肾脏病晚期肾性贫血也会加重。患者会感到乏力，平时生活、走路、爬楼梯时，需要停下来休息。面色苍白或蜡黄，口唇、指甲甲床等愈加苍白提示贫血加重了。此时需要持续用药物控制贫血并定期复查血常规，根据复查血红蛋白结果调整纠正贫血药物的剂量及频次。因为慢性肾脏病晚期更容易合并消化道出血，还有些患者合并有痔疮出血，急性或慢性消化道出血也会造成严重的贫血。所以当出现黑便、血便时，需尽快就诊消化科。

哪些情况可能促进慢性肾脏病进展

临床工作中经常遇见一些患者咨询："医生，我几年来血肌酐都很稳定的，怎么突然就升高了这么多？"。血肌酐升高提示肾功能减退，无论是原发病本身控制不好，还是合并其他危险因素，都可能导致慢性肾脏病进展，加速肾功能减退。尽早筛查病因并及时控制，可有效减轻其对肾脏的损害，延缓慢性肾脏病的进展。我们将从以下几个方面阐述可能促进慢性肾脏病进展的因素。

（1）原发病控制欠佳：慢性肾脏病可由多种原因造成，病因控制不佳是促使肾脏疾病进展的首要病因。原发性慢性肾小球肾炎是慢性肾脏病最常见的病因，此外还有糖尿病肾脏病、高血压肾损伤、高尿酸血症肾病、肥胖相关性肾病、代谢综合征肾损伤等。对于慢性肾小球肾炎患者，蛋白尿控制不佳往往是加重肾脏病进展的罪魁祸首，尽早发现加上及时有效的药物控制，是延缓慢性肾脏病进展的关键。

（2）感染：如果重症感染、脓毒血症患者可能并发急性肾损伤，并可能导致不可逆的肾脏损害。身体各个部位不同程度的感染，如急性扁桃体炎、牙周炎、胃肠炎、肺部感染、尿路感染等是很常见的促使慢性肾脏病进展的高危因素。

（3）容量不足：临床上常常可以见到持续呕吐、腹泻后血肌酐快速升高的患者，其中老年人更为高发。休克、持续低血压状态后，肾功能常常快速减退。心功能不全、心脏射血分数减低的患者，血肌酐也会有不同程度的升高。这些患者有一个共同的特点就是血管内有效循环血容量不足，肾脏无法得到足够的血液灌注，在原有慢性肾脏病基础上肾功能进一步减退。

（4）血压、血糖控制不佳：高血压引起肾损伤是一个逐渐加重的过程，血压水平持续较高会加速肾功能的恶化，血压水平越高，肾功能的恶化速度越快。恶性高血压可能引起大量蛋白尿甚至急性肾损伤。慢性肾脏病合并糖尿病患者，血糖控制不佳，加之降糖药物的不合理应用，都有可能加重慢性肾脏病进展。

（5）滥用药物：许多药物具有一定的肾毒性，乱吃药物可能引起慢性间质性肾炎，也可能导致急性肾衰竭。

（6）饮食不控制：民间常说"病从口入"，对于慢性肾脏病来说也有一定的道理。"吃"的不合理，往往也会促使慢性肾脏病快速进展。除了肾毒性药物外，一些食物也可能加重肾损伤，如南方常见的水果"杨桃"，因其成分复杂，含有多种酯类、草酸、钾、镁等物质，慢性肾脏病患者食用杨桃后容易出现急性草酸性肾病导致肾损伤加重，同时易出现中毒症状。盐是家家户户饮食的基本调味品，但吃得太咸或者进食许多腌制品，不但加重肾脏负担，同时亦容易导致高血压难以控制，促使慢性肾脏病进展。研究也发现，吃得油腻、摄入过多高脂食物引起高脂血症及肥胖，同样会加重慢性肾脏病进展。对于CKD3期及以上的患者，医生常常会要求其优质低蛋白饮食，如果蛋白摄入不当，如过高或者过低，都可能加速慢性肾脏病进展。

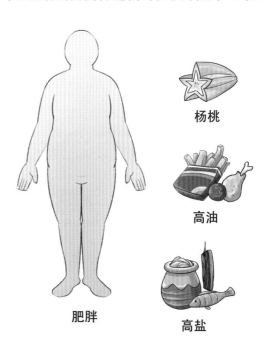

肥胖　杨桃　高油　高盐

（7）合并梗阻性因素：泌尿系统是一个协作运转的整体，包括肾脏、输尿管、膀胱、前列腺、尿道等，就像工厂的流水线一样，这些器官的通力合作是尿液及体内代谢废物顺利排出的前提。肾脏为流水线的最上层器官，位于肾后的输尿管、膀胱、前列腺、尿道等器官出现故障，肾脏功能就会受到不同程度的影响。临床上最常见的情况就是结石梗阻，此外还有肿瘤压迫导致输尿管狭窄、前列腺增生肥大致排尿困难、尿道狭窄等病变导致排尿障碍等。

综上，许多因素可能加重慢性肾脏病的进展，需要大家在平时生活中尽量避免这些因素。应当规律起居、避免熬夜、充足睡眠、适当体育锻炼等，增强身体抵抗力，避免病毒或者细菌感染；出现身体不适要及时到正规医院诊治，不要选择自行购药吃或者乱用偏方、"神药"；均衡膳食，清淡饮食，不吸烟酗酒，减少进食含嘌呤丰富的食物（老火汤、海鲜、动物内脏）；避免进食杨桃，慎用含有肾脏毒性成分的药物。科学规范的治疗和管理才能有效预防慢性肾脏病的快速进展。

哪些药物最伤肾

肾脏作为人体重要的排泄器官，就像勤勤恳恳的环卫工人一样，负责清除体内产生的代谢废物，同时也清除药物等外来的化学物质。为了清除这些物质，肾脏不眠不休地工作。但肾脏也容易受到有毒物质的影响，而出现不同程度的肾损伤，尤以药物相关性肾损伤最为常见。众所周知，药物是预防和治疗疾病不可或缺的重要方法，但同时也是把"双刃剑"。

所谓"是药三分毒"，很多药物经过肾脏代谢和排泄，往往容易导致肾脏损伤。我们在临床工作中，经常可见各种原因导致药物性肾损伤、急性肾衰竭的情况，如误信"偏方"、乱吃未经正规医疗机构审核的中药，乱服、超剂量服用感冒药，因慢性疼痛长期服用非甾体类消炎止痛药，吞食鱼胆治疗感冒，饮用自制药酒等，部分患者甚至出现不可逆的肾功能衰竭。

导致肾损害的药物多种多样，其中很多药物都是我们日常生活中经常碰到的。各种含有马兜铃酸成分的中草药可以导致肾损伤乃至肾衰竭。有一部分止痛药也可能损伤肾脏，主要成分是非甾体类抗炎药。这些药偶尔服用问题不大，但是有些慢性疼痛如痛风、骨关节炎的患者长期服用止痛药，就容易发生肾功能不全。还有一些患者长期服用一些含有重金属的保健品也容易导致肾损伤。此外，我国慢性乙型病毒性肝炎患者众多，很多需要服用抗病毒药物治疗，一些传统的抗病毒药物（如阿德福韦酯等）可能引起肾小管的损伤导致肾功能不全。因此，了解哪些药物容易伤肾，才能更好地避免药物性肾损伤的发生。药品名录详见表7。

表7　常见的导致肾损害的药物

药物种类	药物名称
氨基糖苷类抗生素	链霉素、庆大霉素、阿米卡星等
糖肽类抗生素	万古霉素、替考拉宁等
磺胺类抗生素	复方磺胺甲噁唑、柳氮磺吡啶等
抗病毒药物	更昔洛韦、阿昔洛韦等
抗真菌药物	两性霉素B、灰黄霉素等
非甾体类抗炎药及解热镇痛药	吲哚美辛、对乙酰氨基酚、双氯芬酸钠、安乃近等

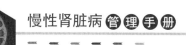

（续表）

药物种类	药物名称
免疫抑制剂	环孢素、他克莫司等
抗肿瘤药	顺铂、卡铂、多柔比星、甲氨蝶呤等
造影剂	含碘造影剂、含钆造影剂等
含马兜铃酸中药	关木通、广防己、青木香、天仙藤、寻骨风等
其他植物类中药	泽泻、秋水仙等
抗风湿药	青霉胺等
抗精神病药	碳酸锂、氯丙嗪等

不同药物导致肾损害的机制不同，临床表现也不同，可分为以下几类：①急性肾损伤：如氨基糖苷类抗生素、造影剂等，多表现为血肌酐快速升高。②肾小管间质损伤：如服用非甾体抗炎药、顺铂等药物，含马兜铃酸的中草药等，患者可有血尿、蛋白尿、血肌酐升高，蛋白尿一般以小分子蛋白为主。如果是药物过敏导致的过敏性间质性肾炎，患者可有发热、皮疹、血嗜酸性粒细胞增多、尿中嗜酸性粒细胞增多等表现。③肾病综合征：部分非甾体抗炎药、青霉胺等可导致肾病综合征，表现为大量蛋白尿、浮肿。④梗阻性肾病：如磺胺类药物在肾脏形成结晶导致小管堵塞而出现少尿、血肌酐升高。

服用同样的药物，有的患者发生了肾损害，有的却没有，这是为什么呢？因为除了药物本身的肾毒性以外，患者本身的体质不同也有很大关系。一些合并疾病的患者更容易发生急性肾损伤。一般而言，高龄、患有慢性肾脏病或者糖尿病、处于脱水状态（如消化道大出血、严重腹泻）、合并重症感染或脓毒血症、低白蛋白血症、同时使用多种肾毒性药物的患者更容易发生药物性肾损害，均应高度重视。

药物相关性肾损伤临床表现缺乏特异性，可表现为血肌酐的急剧升高，突然少尿甚至无尿，突然出现血尿、蛋白尿、嗜酸性粒细胞尿等。大多数药物性肾损害是可逆的，如果怀疑药物性肾损害时，首先应该停用可疑药物，告知患者以后尽量不要再使用该类药物。停药后血肌酐多可逐渐恢复正常，对于停药后血肌酐仍不下降的患者，建议行肾穿刺活检明确肾损害的病理类型。当肾穿刺病理证实为药物引起的过敏性间质性肾炎时，可在医生指导下给予激素治疗。有些患者药物性肾损害比较严重，血肌酐明显升高，必要时给予透析支持治疗，维持电解质平衡，等待肾功能的恢复。但也有些严重的药物性肾损伤会导致不可逆性肾功能衰竭。

因此，广大慢性肾脏病患者应合理、科学地使用药物，不要乱用、误信偏方，更不要相信所谓包治百病的"神药"。如果身体有不适，应及时到正规医院就诊，在医生的指导下使用药物。有必要时才使用，不需要使用时不用，如必须使用也要尽量选择对肾脏损伤小的。由于药物导致的肾损害很多时候是没有症状的，用药的过程中应密切监测尿常规和肾功能情况。具体包括以下几个方面：①用药前明确有无药物过敏史，避免使用有明确过敏史的药物；②在应用药物后应注意尿量变化，监测尿常规、肾功能情况，以便早期发现肾损害；③应该按照说明书处方的剂量服用药物，不可为了追求快速治愈而短时间内服用大量药物；④尽量不要同时使用多种伤肾的药物；⑤用药前应评估患者的血压和容量情况，如患者有低血压、脱水，在用药前应尽量纠正；⑥用药过程中一旦发现肌酐升高，如无特殊应立即停用。

📖 呼吸道感染的防治

我们在前文中了解到，感染与慢性肾脏病进展密切相关。不同程度的感染，包括呼吸道感染、泌尿系统感染、胃肠道感染、皮肤软组织感染等，均可能引起慢性肾脏病的进展，甚至导致肾功能快速、不可逆性恶化。因此，认识感染相关症状、尽早就诊、及时控制，是预防慢性肾脏病进展非常重要的策略。

呼吸道感染是最为常见的感染，包括上呼吸道感染和下呼吸道感染。我们通常所说的"普通感冒"，专业术语上讲，是指病毒感染引起的轻度上呼吸道感染性疾病，是一种独立的疾病，与流感、咽炎、支气管炎、肺炎不同，是一种良性、自限性、局限于上呼吸道的疾病。但是，在某些患者中，病毒感染也会扩散到邻近器官，引起不同的临床表现，也会诱发细菌感染。

多种病毒均可以引起感冒。鼻病毒是最常见的致病病原体，可导致各个年龄段的人群发病，每年呼吸道疾病有30%～50%是由鼻病毒引起的，而在秋季呼吸道疾病高发季，该比例可高达80%。另一个比较常见的病毒为冠状病毒，成年人中7%～18%感冒由冠状病毒所致。其他可导致感冒的病毒还包括流感病毒、副流感病毒、呼吸道合胞病毒、腺病毒、肠病毒等。

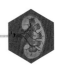

普通感冒的症状主要是由于身体对病毒感染的免疫应答所致，而并非病毒对呼吸道的直接损害。不同患者的症状可能大不相同，最常见的症状为鼻塞、流清涕、打喷嚏，其他症状包括咳嗽、咽干、咽痛、乏力等。成人感冒比较少出现发热，但儿童可能出现，往往都为轻度发热。每个年龄段的人都可能患上普通感冒，但有慢性基础疾病（如慢性肾脏病、糖尿病、心脏疾病）、营养不良、先天性免疫缺陷疾病、心理应激、睡眠缺乏、极度劳累的人更易感。

慢性肾脏病患者往往身体抵抗力相对低下。使用激素或免疫抑制剂治疗的患者自身免疫功能受到抑制，更容易受到病毒感染。处于慢性肾脏病中晚期的患者，大多不需要继续使用激素及免疫抑制剂治疗，但该阶段患者由于常常并发不同程度的贫血、低蛋白血症等情况，其免疫力也相对比一般人群低下。所以合理的预防就显得更为重要。流感比起普通感染的症状更重，也更容易有心肺合并症，因此在流感季节到来之前，当年的流感疫苗会面世（一般在每年10月），如果没有接种疫苗的禁忌（比如发热、HIV感染致免疫缺陷等），可以选择接种流感疫苗来预防流感病毒感染。感冒主要通过接触及飞沫传播，最重要的预防措施就是远离传染源，最主要的办法是佩戴口罩并尽量减少与感染者接触。如果身边的家人、朋友感冒了，不要共用餐具、卫生用品等。民间常有感冒了要"避风"、"捂汗"的说法，这其实是不合理的，密封的环境更利于病毒在人与人之间传播。室内保持通风很重要，可以有效减少空间范围内病毒数量，降低致病率。

在感冒高发季节，尽量不要去公共场所，拥挤密闭的环境往往是病毒传染的温床。

由于多种感冒病毒及其亚型均可引起感冒，其致病机制又不尽相同，所以普通感冒并无特效的抗病毒治疗药物。目前普通感冒的治疗多为对症支持治疗以改善症状。大多数感冒症状具有自限性，轻度症状患者无需特殊治疗，可多饮水、适当休息、增加睡眠时间。维生素 C 是否能预防和治疗感冒，目前尚无定论。如果出现明显发热（体温超过 38.5 度）、咳痰、声音嘶哑、心慌、胸闷、气促等，应当第一时间到呼吸内科或者急诊科就诊。因为慢性肾脏病患者抵抗力较差、老年人居多，如果并发了肺炎、心肌炎、化脓性扁桃体炎、急性中耳炎、急性鼻窦炎等，都需要就医处理。

慢性肾脏病患者应该怎样进行运动训练

▌慢性肾脏病患者该不该运动？

随着肾功能的下降，受体内代谢废物的堆积及水钠平衡紊乱等影响，慢性肾脏病患者会逐渐出现不同程度的心肺功能下降、肌肉无力萎缩、生理及心理功能障碍等，这严重影响了慢性肾脏病患者的生活质量。不可否认，在很多慢性肾脏病患者病程中，可能出现明显浮肿，甚至合并贫血、乏力、心功能不全等表现。在这种情况下，的确需要安静休息，减轻心脏

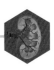

耗氧量。但并非所有的慢性肾脏病患者都不能运动锻炼。很多慢性肾脏病患者都有一个认识误区，认为自己得了肾病，应该卧床休息，不能运动，担心把自己累着了，会更加重肾脏损伤，甚至有些患者索性辞了工作，长期在家休息。长此以往，慢性肾脏病患者常常更容易合并肌肉萎缩、肌无力、心肺功能减退，运动能力明显下降，甚至更容易患上感染性疾病，加速慢性肾脏病的进展。事实上，除了在疾病急性期以及并发心肺功能不全情况外，运动锻炼是慢性肾脏病患者提高生存质量、延缓慢性肾脏病进展不可或缺的治疗手段。

适当的运动锻炼，不但能改善慢性肾脏病患者身体状态，有效改善其心肺耐力和肌力，同时也可以降低心血管疾病危险因素，如高血压、炎症、氧化应激等，并且能够延缓慢性肾脏病的进展。

▌慢性肾脏病患者可以做哪些运动？

体育运动项目多种多样，其中适合慢性肾脏病患者的运动包括有氧运动、抗阻运动和灵活性运动。运动锻炼不要浅尝辄止，也不能急于求成，而要找到适合自己体质的运动项目。运动锻炼是一个持久缓慢的过程，需要循序渐进。以中等强度运动为宜，每次时间控制在 30 ～ 60 分钟，平均每周 3 ～ 5 次，应根据每个人的身体基础情况而定，以不引起身体不适，同时又能增强体质、增加心肺耐力、肌力为宜。

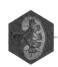

有氧运动，顾名思义，是指人体在氧气充足的情况下进行的运动训练，衡量标准主要是心率，心率保持在150次/分钟以下的运动量为有氧运动，此时血流量应可以提供给心脏足够的氧气。有氧运动特点是可锻炼全身主要肌群、强度低、有韵律、持续时间较长。常见的有氧运动项目有：步行、慢跑、滑冰、游泳、骑自行车、跳健身操、韵律操等。

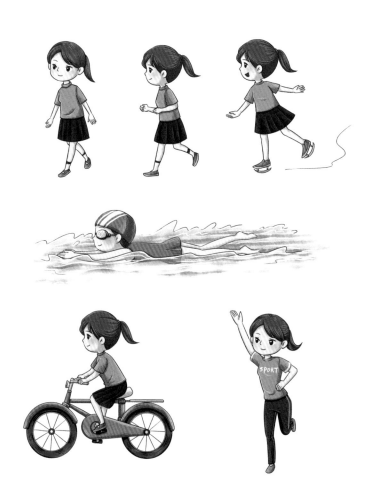

抗阻运动，顾名思义就是抵抗阻力的运动，是指肌肉拮抗自身重力或者克服外来阻力时进行的主动运动，可以协助恢复和发展肌力。常见的抗阻运动项目有：拉伸拉力器或弹力绷带、抬举哑铃、仰卧起坐、俯卧撑等。

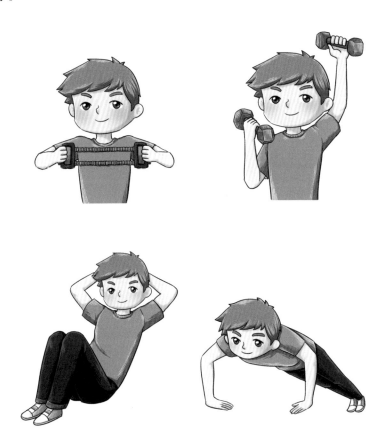

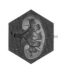

灵活性运动，是指通过柔和的肌肉拉伸和慢动作练习来增加肌肉的柔韧性及关节活动范围，防止肌肉在其他运动中拉伤或撕裂，一般多在运动训练的准备和结束阶段进行，常见的灵活性运动项目有太极拳、瑜伽、广场舞、八段锦等。

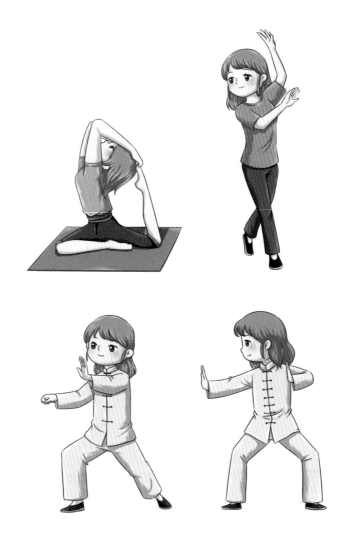

■ 哪些情况不适宜运动？

慢性肾脏病患者基础体质及活动量不同，运动训练的方案应根据具体情况制定，切勿急于求成、为了运动而运动，过度的不恰当的运动引起身体不适，就得不偿失了。

通常出现以下情况不要进行运动锻炼：①血压异常：血压过高（如血压超过 180/110 mmHg）或血压过低（如血压低于 90/60 mmHg）；②有严重心肺疾病：如严重的心力衰竭、心律失常、不稳定性心绞痛、重度心包积液、肥厚性心肌病等；③深静脉血栓：如小腿不正常水肿、发红或疼痛时，要停止运动；④严重水肿、骨关节病等不能配合运动的情况。

慢性肾脏病不同阶段，患者的身体机能不尽相同。慢性肾脏病患者在运动过程中出现以下情况时，需停止运动：①胸部、手臂、颈部或下颌等部位烧灼痛、酸痛、紧缩感等；②严重的胸闷、气促、说话困难；③头痛、头晕、双眼黑蒙、全身无力等；④严重心律失常；⑤运动引起肌肉痉挛、关节疼痛等。

综上，我们建议，慢性肾脏病患者应根据自身身体情况及基础活动量，制定合适的运动项目，适当地进行有氧运动、抗阻运动和灵活性运动，如果有严重并发症或运动过程中出现明显不适，需立即停止运动。

慢性肾脏病患者的妊娠问题

随着医学的进步，以及国家三孩政策的放开，慢性肾脏病患者的妊娠问题备受关注。十月怀胎，本身就有很多不确定因素，如果合并慢性肾脏病，

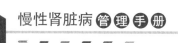

情况就更加错综复杂。慢性肾脏病患者怀孕后，除了要注意胎儿的情况外，更要关注孕妇的慢性肾脏病情况。部分患有慢性肾脏病的孕妇可能在妊娠期间发生急性肾损伤，使蛋白尿快速升高、血压偏高，甚至可能并发子痫。总之，慢性肾脏病患者妊娠过程中肾脏疾病加重的风险将显著增加。

那么，慢性肾脏病患者是否可以妊娠？在什么情况下可以开始妊娠？这是一个非常专业的问题，需要肾内科和产科医生充分评估妊娠对孕妇和胎儿的风险，在病情稳定并停用可能影响胎儿发育药物前提下，确定最佳的妊娠时机。通常给出下列建议：①慢性肾脏病早期（CKD1～2期）患者，在血压控制正常、尿蛋白定量＜1 g/24 h、心肺功能良好、病情平稳情况下，可以考虑妊娠，但仍需要认识到妊娠的风险。②慢性肾脏病中晚期（CKD3～5期）患者出现肾功能下降和不良妊娠结局的风险都将显著增加。因此，CKD3～5期、尿蛋白＞1 g/24 h、高血压难以控制、活动性狼疮性肾炎等患者，不宜开始妊娠。③进入透析期患者，生育能力会明显下降，且过高的毒素水平对胎儿畸形、活产率均有显著影响，因此，不建议血液透析或者腹膜透析患者妊娠。

慢性肾脏病患者怀孕后，需要定期到肾内科和产科进行密切观察随访，主要包括血压管理、药物管理、实验室检查、胎儿监测和分娩期注意事项等。一般处理原则包括以下内容：①增加产检的频率：妊娠早期，每个月1次，妊娠中期2周1次，妊娠晚期，至少1周1次；②因慢性肾脏病患者易合并感染，所以妊娠过程中需警惕阴道炎、泌尿系统感染、肺部感染等情况，一旦出现异常，需立即就诊并及时干预；③定期监测（每月复查1次）母体的肾功能、尿常规、尿蛋白定量、血压等情况，密切监测是否出现子痫前期；对母体的高血压进行适当治疗，血压控制目标在130～140/80～90 mmHg，需备家庭血压计，自行监测血压并认真记录；④定期至产科进行产检以及胎监，评估胎儿的生长和健康状态。

如果出现肾功能恶化、蛋白尿进行性升高、水肿明显加重、高血压难以控制、重度子痫前期、胎儿生长受限或宫内状态不良时，可能需要及时终止妊娠，进行早产干预。对于大多数慢性肾病合并妊娠患者，如果病情稳定，可以顺利进入分娩期。如果母体一般情况良好、胎儿大小合适情况下，经产科医师及助产士评估可以考虑试经阴道分娩。然而，对于病情不稳定，身体虚弱，在血压偏高、肌酐升高等情况下，要适当放宽剖宫产手术指征。

慢性肾脏病患者分娩后，也不意味着就进入绝对安全区了。有些患者妊娠期病情稳定，然而在分娩后肾功能快速恶化，出现急性心肺功能障碍，甚至需要透析的情况。因此，慢性肾脏病患者产后也需要提高警惕，注意监测血压，复查血常规、肾功能、电解质、尿常规，评估肾脏疾病的活动情况及肾功能状态，血栓高风险的患者需积极预防血栓形成。对于蛋白尿偏高者，产后应尽早到肾内科就诊，指导后续治疗。

综上，慢性肾脏病患者在做好充分评估、病情稳定前提下，可以考虑进入妊娠，但需要充分认识到妊娠的相关风险。在开始妊娠后，需在肾内科医生及产科医生的共同监管下，定期复查，评估母体及胎儿情况，以期尽早发现危险因素，及时处理，尽量减少不良妊娠结局的发生。

（胡变香　郭志坚）

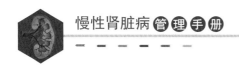

第六章 　　慢性肾脏病患者的血压管理

说起高血压大家想必都不陌生，电视或者网络新闻经常提到，身边也可能有亲友患高血压。但是大家是不是真的了解高血压呢？

根据 2012—2015 年中国高血压调查显示，我国高血压患者的患病率在 23.2% 左右。与之前的几次调查相比，高血压的患病率呈现逐年升高的态势，其中男性患病率高于女性、北方人患病率高于南方人。并且，在这次调查中，农村人口的患病率首次高于城市人口。而在还没有开始透析的肾脏病患者中，高血压的患病率为 67.3% ~ 71.2%，也就是说 10 个未透析的慢性肾脏病患者中有 7 人患有高血压。

由于高血压往往没有症状、无声无息，再加上人们对于高血压治疗缺乏正确认识，大约有一半的高血压患者不知道自己得了高血压。而已知得了高血压的患者也不是人人都能积极控制高血压。调查显示，每 10 个高血压患者中只有 2 人血压控制达标。

人体的适应性和耐受性很强，有相当多的患者虽然长期高血压，但并没有出现头晕、头痛等不适。这一部分患者很容易自认为身体健康，但是实际上，长期血压不达标可以悄悄地造成多个器官损害，引发多种严重疾病。高血压可以诱发脑卒中，血压越高，发生脑卒中的概率越大；可以诱发冠心病、心衰、房颤等心脏疾病；可以导致全身的动脉硬化，进一步导致大脑、心脏、四肢等器官供血不足，患者会出现头痛头晕、心慌气短、四肢厥冷、麻木等不适；高血压还可以影响眼睛的供血，导致视网膜的功能异常，使患者看不清东西。

在慢性肾脏病患者中，血压的控制尤为重要。长期血压控制欠佳，可以导致肾功能持续恶化。在日常工作中，我们发现很多患者在血压达标后，肌酐水平可以出现下降趋势。反之，长期血压控制不好将会加速慢性肾脏病的进展，甚至会使患者提前进入尿毒症阶段，不得不开始透析。可见，慢性肾脏病与高血压的关系非常密切，发现高血压、了解高血压、控制高血压在慢性肾脏病的治疗中有着举足轻重的地位。

📖 什么是高血压

日常生活中，我们经常把"高"血压挂在嘴边，那血压是什么呢？俗称的血压，在医学上叫做动脉血压，是指动脉内的压力值，是人体最重要、最基本的生命体征之一，恰当的血压维持着人体各个器官的日常活动。

高血压是指动脉内的压力异常升高。根据我国采用的血压分类标准，在未使用降压药的情况下，诊室血压（即在医院诊室内测定的血压）收缩压 ≥ 140 mmHg 和（或）舒张压 ≥ 90 mmHg，即可诊断为高血压。医生记录血压通常用"收缩压 / 舒张压"来表示，斜杠前面的数字是收缩压，后面数字是舒张压，收缩压的数值总是大于舒张压的。

根据血压值的高低，高血压可以分成三级（表 8）。

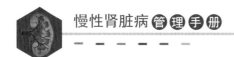

表 8　高血压分级表

分级	正常血压	高血压一级	高血压二级	高血压三级
血压（mmHg）	＜ 140/90	141～160/91～100	161～180/101～110	＞ 180/110

明确了高血压分级后，我们还需要清楚以下问题：

■ 在诊室测量血压正常，是不是就没有患高血压？

有一种特殊的高血压叫隐匿性高血压，主要表现为在医院所测的血压正常（＜ 140/90 mmHg），而家庭自测血压时血压升高（≥ 135/85 mmHg）。隐匿性高血压往往导致患者不知道自己患有高血压而延误治疗。

■ 在诊室测量的血压异常，就一定是高血压吗？

有一种特殊的血压升高叫做白大衣高血压，主要表现为家庭自测血压时血压正常（＜ 135/85 mmHg），而在医院所测的血压升高（≥ 140/90 mmHg）。白大衣高血压往往是因为患者过于紧张或休息不足导致，并不代表真的患有高血压。

我们在门诊中经常遇到以上两种情况，因此，高血压的管理不能单纯依靠诊室血压，还需大家在家中自我监测。

此外，在就诊过程中大家常常会发现，在医生给出的高血压诊断中，除了高血压的分级之外，后面还会跟一个"小尾巴"，譬如：低危组、中危组、高危组、很高危组。这些"小尾巴"分别代表了危险因素的多少（如年龄、性别、吸烟、高脂血症等）、高血压损害的器官数量（如心肌肥厚、高血压视网膜病变等）及一些合并症的情况（如糖尿病、肾脏病、周围血管病变等）。因此，尽管有些慢性肾脏病患者的高血压分级只是 1 级，但是常常落入高危组或很高危组。

如何测量血压

血压仪的选择

工欲善其事必先利其器。在测量血压的仪器选择中，中华医学会建议挑选经过 ESH（欧洲高血压学会）、BHS（英国高血压学会）、AAMI（美国医疗仪器促进协会）三大机构之一认证过的设备。患者可以在购买时查看血压仪说明书或询问销售人员。

目前市场上常见的血压仪主要有以下几种：

（1）上臂式电子血压仪：是目前家庭测量血压的首选。

（2）上臂式水银式血压仪：水银式血压仪需要专业医护人员操作，非专业医护人员操作容易出现错误，导致血压测量不准确。另外，中国在 2013 年加入了《水与汞污染防治公约》，承诺将在 2020 年停止使用水银血压计。

（3）手腕式电子血压仪：准确性不如上述两者，比较适合肥胖的患者，或者冬天衣服较多、不便测量上臂血压时选择。

（4）压力表式血压计：因需要听诊器辅助测量，且测量时要求较高，不适宜普通人群、尤其是老年人群使用，不推荐家庭使用。

（5）动态血压检测仪：此类血压仪往往应用于在医院内进行血压监

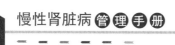

测，可连续测量 24 血压。

综上所述，家庭测量血压推荐选择经过专业机构认证的上臂式电子血压仪。

▋ 血压的种类

根据血压测量的地点和方法，血压可以分为下列 3 种：

（1）诊室血压：在诊室或医疗场所中由医护人员测量的血压。

（2）家庭检测血压：在家庭中由患者或家属自我测量的血压。

（3）动态血压：由 24 动态血压测量仪连续监测的全天候血压。

▋ 血压的测量步骤

第一步：将自己处于放松的状态

（1）测量血压 30 分钟之前，禁止饮用咖啡、浓茶、吸烟及运动。吸烟后测量可导致血压不准确。

（2）排空膀胱。憋尿状态下容易导致血压偏高。

（3）坐位放松休息 3 ～ 5 分钟，期间不要走动或者交谈。

（4）测量期间，停止交谈。测量时手臂脚部用力、交叉腿、谈话都可导致测量血压偏高。

（5）脱除袖带放置部位的衣物。测量侧上臂的袖子需要完全脱出，不过留一件单衣也不影响结果。

第二步：开始测量血压

（1）选择经认证合格的上臂袖带血压测量计，并确保设备已定期校准。

（2）将手臂平放于桌面，上臂袖带的中部与胸骨中点（或乳头连线上1.5 cm 处）在同一水平。

（3）选择合适的袖带，环绕上臂 75% ～ 100% 范围（标准规格的气囊袖带长 22 ～ 26 cm、宽 12 cm），肥胖者或臂围大者（＞ 32 cm）应使用更大规格气囊袖带。为儿童测血压建议使用特别为儿童设计的儿童专用血压计及儿童袖带。

（4）袖带下缘离肘部中点 1.5 ～ 2 cm。

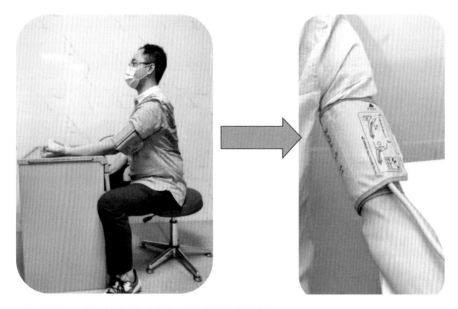

第三步：开始测量血压，并记录血压值

（1）首次测量血压时，需测定双侧上臂血压。此后选择血压较高一侧作为测量部位。

（2）测量完成后，解开袖带，休息 1 ～ 2 分钟后进行第 2 次血压测量。同时记录脉搏。

（3）重复测量 2 次，并记录测量时间和收缩压及舒张压。如果收缩压或舒张压的 2 次读数相差 5 mmHg 以上，应再次测量，取 3 次读数的平均值记录。

下图为血压计显示界面，图中显示的血压为 139/100 mmHg，脉搏 69 次 / 分。

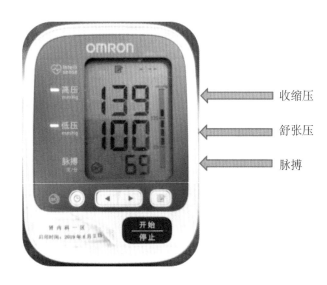

第四步：正确记录血压测量值

血压在每时每刻都有波动，昼夜也有波峰波谷，因此建议在 1 天内的不同时间段测量 2 ～ 3 次血压。

在测量过程中，要注意：①测量血压的房间过冷或过热会导致测量不准确；②不同肢体的血压情况不一样，左上肢往往略高于右上肢 10 mmHg 左右，下肢血压比上肢血压升高一般不超过 40 mmHg，如若双上肢间血压差超过 20 mmHg，需要排查动脉狭窄等情况；③老年人、糖尿病患者及出现体位性低血压情况者，应该加测站立位血压。所谓的站立位血压就是在确保安全的情况下从卧位直接改为站立位后的第 1 分钟和第 3 分钟时分别量血压。

慢性肾脏病患者的血压控制目标

在高血压危险分组中，慢性肾脏病患者常常因为合并肾功能异常而处于高危或很高危组。目前认为慢性肾脏病患者若血压偏高，建议立即使用药物治疗并评估危险因素，同时调整生活方式。

血压持续偏高是一种病理状态，对肾脏的损伤极大。对于慢性肾脏病患者，将血压控制在正常范围是非常重要的工作。目前慢性肾脏病患者血压的控制目标见表 9。

表 9　慢性肾脏病患者血压控制目标

慢性肾脏病患者		
蛋白尿水平	每 24 排泄尿蛋白 30 mg 以下	每 24 排泄尿蛋白 30 mg 以上
推荐血压	140/90 mmHg	130/80 mmHg

当出现微量蛋白尿或合并糖尿病时，血压控制的要求更为严格。为什么要如此重视微量蛋白尿及糖尿病呢？因为当慢性肾脏病患者出现微量蛋白尿或合并糖尿病肾脏病时，肾功能损伤的进程会明显增快。在有 10 年糖尿病史的患者中，大约 1/4 会出现糖尿病肾脏病。相对而言，糖尿病肾脏病发展到终末期肾功能衰竭的速度会更快。因此，慢性肾脏病患者合并

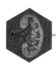

糖尿病或出现大量蛋白尿时，建议将血压控制于 130/80 mmHg 以下来延缓肾脏病的进展。

一般把患者年龄 ≥ 65 岁的高血压称为老年性高血压。随着年龄增加，老年人常出现血管弹性下降、动脉狭窄、动脉粥样硬化等问题，同时老年人常有糖尿病、动脉硬化、冠心病、脑梗死等多种基础疾病。上述这些情况都可能导致老年人的血压波动大，常常出现血压高的时候很高，低的时候很低。如出现体位性低血压，可进一步导致出现头晕、乏力、胸闷等心脑器官血流灌注不足的表现，严重时可出现晕厥。目前的研究表明，老年人收缩压小于 120 mmHg 或舒张压小于 80 mmHg 时，以及收缩压大于 160 mmHg 或舒张压大于 100 mmHg 时，慢性肾脏病的患病率更高。所以老年性高血压的血压不能降得太低，也不能过高。但是其中有以下几点需要特别注意：①老年慢性肾脏病患者的舒张压应控制在 60 mmHg 以上；②需要行超声检查评估患者双侧颈动脉的情况，如颈动脉狭窄程度大于 75%，在降压时需要注意患者是否出现脑缺血的症状，特别是头晕、耳鸣、乏力等情况；③对于身体衰弱的老年人，降压的速度不能过快，如果血压降低过快，可能出现乏力、恶心、头晕、眼睛发黑、食欲不佳等各种不适，所以使用降压药时应从较小剂量开始逐渐增加，在初始阶段血压下降速度不能很快。请大家在治疗的初始阶段保持耐心，不要因为血压下降缓慢而感到焦虑。

综上所述，虽然目前已有较为明确的降压目标，但是想要血压达标，还需要个体化治疗。建议大家定期随诊，并准备专门的家庭血压记录本，准确记录血压、心率、体重、测量时间、用药情况、不良反应等项目，详见表 10。

表 10　血压、体重、心率监测表

日期	8点		16点		22点		体重（千克）	药物	头晕（√/×）	黑蒙（√/×）
	血压	心率	血压	心率	血压	心率				
周一										
周二										
周三										
周四										
周五										
周六										
周日										

注：1. 每次测量填写心率及血压。2. 体重单位是千克（kg）。3. 药物一栏填写药品种类和用药时间，药物无特殊变化，可只写 1 次。

对于新诊断的高血压患者，我们建议在刚开始治疗的时候，患者在家连续监测 2 周以上的血压，至少早晚 2 次（早上的一次在晨起后服药前测定，晚上的一次在与晨起服药后间隔至少 12 后测定或在睡前测定）来评估治疗效果。如条件允许，可以每天固定时间测量清晨、午间、傍晚、睡前 4 次血压。

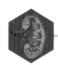

另外，与诊断高血压时相同，若家庭自测血压反复超过135/85 mmHg，说明血压偏高。如果家庭自测血压持续超过预期目标，建议立即就诊并缩短下次随诊时间为2周，就诊时请带上就诊前连续3～7天的血压记录情况。血压稳定的患者建议1个月左右随访1次，同时也建议患者在返院复诊前记录7～10天的血压，至少每天2次。

降压药的种类和常见不良反应

从民俗传统上讲，中国老百姓较为避讳"吃药"这个事，也有部分患者只在血压高的时候或者在有头晕等不舒服时才服用降压药物，这都是不对的。我们应该科学地理解吃药这个事：并不是吃了降压药就会"上瘾"，一吃就停不下来；而是为了更好地控制血压医生才建议患者吃降压药，吃药是为了让患者能够更健康地生活。

也有一些患者在服用一段时间的降压药物后，发现血压都控制在正常范围内，就认为自己的血压已经正常了，不用再服用降压药了。这并不准确，为什么呢？因为药物在体内代谢需要时间。刚开始吃药的时候会出现血压控制的不是特别好的情况，是因为药物的积累还没有达到稳定状态，医生往往会建议再观察一段时间，而不是直接加量。反之，在规律服药一段时间后，血压控制得较为理想，患者自行停止服用降压药物后血压也没有立即升高，仍在一段时间内维持在目标范围内，就是因为药物还没有完全代谢完。在药物完全代谢后，血压可能会再次偏高。

我们建议大家按时、按量服用降压药物，切勿漏服。长期规律服用降压药物的患者突然停药可发生反跳现象，即原有的症状加重或出现新的不适表现，较常见的有血压反跳性升高，伴有头痛、焦虑等，称之为撤药综合征。一般建议在每日早晨服用降压药物，饭前后饭后均可。如果夜间血压控制不好，可以选择晚上或睡前服药。降压药物可以与治疗其他疾病的药物一起服用，相互影响较小。常有患者询问：药物能否掰开服用？药物能否掰开需要参照药物的说明书，简易评估的方式为查看药片上是否有分界的横沟，如果有横沟就可以掰开（如下图）。另外，做胃镜等检查时需要空腹，这时候请提前和医生确定，一般是禁食、禁水、不禁药。

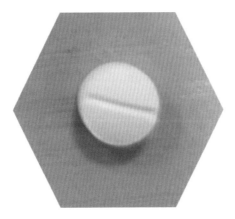

降压药物的种类繁多，令人眼花缭乱，实际上常见降压药物可以总结为以下几种类型：

（1）血管紧张素转化酶抑制剂，简称 ACEI 类：这种药物常以"普利"两个字结尾，如卡托普利、贝那普利等。

（2）血管紧张素受体阻滞剂，简称 ARB 类：这种药物常以"沙坦"两个字结尾，如缬沙坦、氯沙坦、厄贝沙坦等。ARB 类药物一般不和ACEI 联合使用。在首次使用 ARB 或 ACEI 类药物时，大家一定要监测血

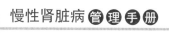
清肌酐值。有部分患者在使用 ARB 或 ACEI 类药物后，会出现肌酐升高或者血钾偏高的情况，出现这种现象要找医生进行观察处理，有的需要调整药物剂量或停止用药。另外，特别提醒大家：ACEI 和 ARB 类药物除了降压作用外，还有保护肾脏功能、降低尿蛋白等护肾作用，所以有些时候慢性肾脏病患者虽然血压不高但医生仍推荐使用 ACEI 或 ARB 类降压药物，主要目的是护肾而不是降低血压。

（3）钙离子受体拮抗剂，简称 CCB 类：这种药物常以"地平"两个字结尾，如氨氯地平、硝苯地平、尼群地平等。使用地平类药物时，有部分患者会出现牙龈增生，请和医生沟通调整药物使用。

（4）利尿剂：主要包括：①袢利尿剂：常以"塞米"两个字结尾，如呋塞米、托拉塞米等；②氢氯噻嗪：使用时要注意血尿酸水平，有痛风病史的患者长期使用氢氯噻嗪类药物可能导致痛风急性发作；③醛固酮受体拮抗剂，包括螺内酯（又称安体舒通）、依普利酮等。这类药物有抑制肾脏排钾的作用，肾功能减退的患者使用时有血钾升高的风险，与 ACEI、ARB 联用的时候更加明显，需要密切监测血钾。

（5）β 受体阻滞剂：这种药物常以"洛尔"两个字结尾，如美托洛尔、比索洛尔、普萘洛尔等。使用 β 受体阻滞剂时，测量血压的同时要注意监测心率，如心率小于 60 次 / 分，可能要暂停药物使用并返医院就诊。

（6）α 受体阻滞剂：这种药物常以"唑嗪"两个字结尾，如特拉唑嗪、哌唑嗪、多沙唑嗪等。使用 α 受体阻滞剂时容易出现体位性低血压。患者在夜间上厕所和起床时，都需遵循 3 个 30 秒原则：起床时先侧卧 30 秒，然后缓慢坐起身；在床旁坐 30 秒后无头晕方可站立；站立 30 秒后无头晕、胸闷等不适方可缓慢行走。起床、行走不宜太快，以便适应体位变化，避免脑缺血而摔倒。对于男性，我们建议夜间小便时在坐便器上进行，避免在小便时因迷走神经过度活跃而晕倒摔伤。

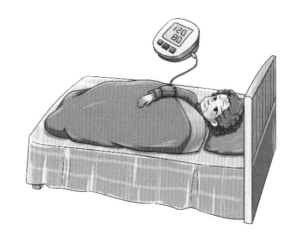

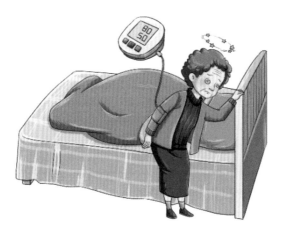

中国有句古话——"是药三分毒"，国家药监局要求药物说明书中包括治疗作用和不良反应两个方面。我们在追求药物治疗效果的同时，也要

警惕其不良反应带来的危害，不能盲目服用药物，也不能因为顾忌药物的不良反应而拒绝服用药物。降压药物共同的不良反应是降压过度导致低血压。许多患者表现为体位性低血压，平时测量血压不太低，没有特别的不舒服，但从平躺、蹲下变换到坐起或站立时，会造成血压降低、脑供血不足，出现头晕目眩、四肢无力等症状。如果出现体位性低血压，应暂停服用下一顿降压药，请医生进行药物调整。部分降压药物（如 ACEI、ARB 类）会对胎儿发育造成影响。如有女性患者有怀孕的计划，请与医生沟通，提前停用可能影响妊娠的药物，并对治疗方案进行调整。

药物的常见不良反应见表 11。

表 11　降压药物常见不良反应

药物种类	主要不良反应	需在医生指导下使用的情况
地平类药物		
硝苯地平	踝部水肿	心力衰竭
氨氯地平	头痛	快速性心律失常
非洛地平	面部潮红	
拉西地平	牙龈增生	
尼群地平		
尼卡地平		
不能和地平类药物合用		
维拉帕米	心慌心悸	二度至三度房室传导阻滞
地尔硫卓	心功能减退	心力衰竭
ACEI（以"普利"结尾的药物）		
卡托普利	咳嗽	妊娠
依那普利	高血钾	高血钾
贝那普利	水肿	双侧肾动脉狭窄
福辛普利		

（续表）

药物种类	主要不良反应	需在医生指导下使用的情况
ARB（以"沙坦"结尾的药物）		
氯沙坦 缬沙坦 厄贝沙坦 替米沙坦 奥美沙坦	高血钾 罕见水肿	妊娠 高血钾 双侧肾动脉狭窄
β 受体阻滞剂		
比索洛尔 美托洛尔 阿普洛尔	诱发哮喘 心功能减退	慢性阻塞性肺疾病 周围血管病变 糖尿病 运动员 二度至三度房室传导阻滞 哮喘发作时
α、β 受体阻滞剂		
阿罗洛尔	体位性低血压 诱发哮喘	体位性低血压
α 受体阻滞剂		
多沙唑嗪 哌唑嗪 特拉唑嗪	体位性低血压	心力衰竭 体位性低血压
利尿剂		
氢氯噻嗪	低血钾 高尿酸	妊娠 痛风
呋塞米 托拉塞米	低血钾	
螺内酯	血钾增高 男性乳房发育	肾衰竭 高血钾

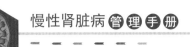

（续表）

药物种类	主要不良反应	需在医生指导下使用的情况
中枢性降压药物（此类药物较少使用）		
利血平		鼻充血
可乐定		心动过缓
甲基多巴		消化性溃疡；
		低血压
		口干
		嗜睡
		肝损害
		免疫失调

有些患者需长期服用数种降压药物，但血压仍不能完全达标。这部分患者可能患难治性高血压。什么是难治性高血压呢？如果患者在改善了生活方式后，并规律且按时、足量服用 3 种降压药物超过 1 个月仍不能控制好血压，或者需要服用 4 种以上降压药物才能有效控制血压，就可以被称为难治性高血压。在血压难以控制的时候，首先我们要反思测量血压是否正确，如能保证血压测量正确，可以从下一节的介绍中学习如何进一步管理高血压。

慢性肾脏病患者的高血压管理

高血压在大多数时候并不是单一原因导致的，往往是多个因素共同参与的结果。在日常生活中，常见的导致血压升高的因素有以下几个方面：

（1）体重（肥胖和超重）：医学上通常使用BMI指数来评估肥胖情况。

BMI 为 18.5 ～ 24 kg/m^2 是比较正常的体重。各种研究表明，超重（BMI > 24 kg/m^2）或肥胖（BMI > 28 kg/m^2）时，血压会变得更难控制。故而，我们建议大家尽

> BMI= 体重（kg）/ [身高（m）]^2
> 举例：
> 70 kg 的 1.73 m 男性
> BMI=70 / 1.73^2=23.4 kg/m^2

量将 BMI 维持在 24 kg/m^2 以下。在肥胖患者中，腹型肥胖更容易导致高血压的发生。最简单的评估腹型肥胖的指标就是腰围。在中国标准中，男性腰围超过 90 cm，女性腰围超过 85 cm 即提示腹型肥胖。综上所述，减肥可以帮助控制血压。但另一方面我们不建议把体重指数控制得过低，体重指数过低容易出现营养不良、乏力等不良状态。

（2）钠盐的摄入：减少钠盐的摄入有益于控制血压。《2016 年版中国居民膳食指南》中明确提出，正常成年人每日盐的摄入量不超过 6 g（大约 1 个矿泉水瓶盖的量），高血压患者建议控制在 4 g 以内。而在慢性肾脏病合并高血压的人群中，钠盐的摄入被要求控制得更加严格，尽量在 2 ～ 2.4 g/ 天以下。1 勺盐到底有多少克？现实中的重量会比想象中的要大得多。在日常生活中很难准确估计一勺盐到底有多少克，所以我们建议大家在网上购买特制的测量盐的勺子，详见后文内容。

（3）适量的运动：适量运动可以改善血压。对于慢性肾脏病合并高血压患者而言，不推荐过于激烈的运动，如打篮球、踢足球等。对于慢性肾脏病患者，有氧运动（如跑步、游泳、踩单车等）更为适合，一般建议每次 30 分钟、每周 5 次以上，如果没有不舒服，可逐步增加尽量多的体

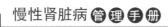
力活动。运动强度的评估可以通过以下公式计算——在有氧运动过程中，心率维持在 [（220—年龄—静态心率）× 50%+ 静态心率] 左右较为合适。例如，年龄 40 岁，平时心率 80 次 / 分，有氧运动时心率维持在 [（220—40—80）× 50%+80]=130 次 / 分左右即可。

（4）酒精摄入：在某些广告宣传中，常常提到少量饮用红酒有益身体健康。但是目前研究显示，不管之前的饮酒量是多少，在停止饮酒后都可以帮助降低血压，并进一步减少心梗、脑卒中等心血管事件的发生。目前一般认为，男性单次饮酒量应小于 16 g 酒精，女性应少于 8 g 酒精。8 g 酒精换算成日常的酒类大约等于 25 mL（半两）40° 的白酒，或 70 mL 红酒，或 280 mL 啤酒。

（5）药物因素：有些药物可以导致血压升高，因此要向医生详细说明当前服用的药物，尽量减少可导致血压升高的药物（如：甘草、非甾体类抗炎药、口服避孕药物、促红素、麻黄素等）。还有部分患者对于激素、环孢素、他克莫司、促红细胞生成素（EPO）等药物较为敏感，大剂量使用时也可能出现血压升高的情况。

（6）长期精神紧张状态：长期的精神紧张也是影响血压的一个重要因素。有很多的慢性肾脏病患者因为患有疾病而感到焦虑，甚至部分人会出现抑郁症，夜间睡不着觉，导致血压升高。调整好心态，改善精神及睡眠状态有益于疾病治疗和血压控制。如果有必要，可以在心理科就诊。

（7）大气污染：大气污染是 21 世纪科学家们最关心的问题之一，有研究表明随着大气中 PM2.5 等污染物的含量增加，高血压发生率也随之增高，较为简单的理解就是污染越严重的地区，人群中高血压的发生率越高。

（8）老龄化因素：年龄是高血压一个不可忽视的因素。人体动脉的弹性与宽度是影响血压的重要因素，随着年龄增加，动脉弹性下降和血管变狭窄，这都可以导致血压升高。

（9）其他：如戒烟、低脂饮食、控制血糖等均有益于血压管理。

（10）呼吸睡眠暂停综合征：大家对于这个词语一定很陌生，如果换个名字——打鼾，想必很多人都有这样的问题。长期打鼾的患者不能忽略这个问题，因为打鼾实际上是一个呼吸障碍的表现。如果打鼾的时候出现呼吸停止10秒以上，就可能会出现血液含氧量降低。如果睡眠期间打鼾明显，建议到呼吸睡眠中心进行多导睡眠仪等监测，以评估是否达到呼吸睡眠暂停的标准。长期睡眠时低氧，除了可以导致血压升高外，还可以导致血糖高、冠心病、脑梗死等情况，甚至严重时可能导致猝死。有部分患者需要使用呼吸机或手术治疗相关疾病。

在管理高血压的过程中，为了及时发现和控制与高血压相关的其他疾病，我们特别提醒大家注意以下三点。

（1）强烈建议首次发现高血压的青年患者尽快就诊，查找高血压的原因。部分高血压患者在排查高血压原因的过程中发现了慢性肾脏病，这样就能及时治疗肾脏病。我们也在部分难治性高血压患者身上，发现了其他系统的疾病，如动脉狭窄、原发性醛固酮增多症、多发性大动脉炎、嗜铬细胞瘤、皮质醇增多症、呼吸睡眠暂停综合征等。这些疾病都需要相应的处理。

（2）在部分慢性肾衰竭特别是合并大量蛋白尿的患者中，血压控制不佳还有可能是容量因素导致的。一般正常人每天的尿量在 1500～2500 mL，而在慢性肾脏病 5 期的患者中，随着肾功能的减退，尿量会有所减少。在刚开始的时候，尿量减少不明显，多数患者未能有所察觉，而随着每天尿量减少，容量负荷会逐渐增加。随着容量负荷增加，血压也会进一步升高，这种情况难以通过单纯使用降压药物来控制血压。建议慢性肾脏病患者自备一个体重秤，每天固定的时间称量自己的体重，如果连续几天体重增加过多，需要警惕水潴留的发生。此时一方面需要限制水和盐摄入，另一方面还需要在医生的指导下使用利尿剂。

（3）如果一个人 3 代以内的亲属患有原发性高血压，其患有高血压的概率就会明显提高。故而，如果慢性肾脏病患者的亲属中有人患有高血压（尤其是父母和兄弟姐妹），需要更密切监测血压，争取做到早发现早治疗。

综上所述，高血压是各个年龄段人群都可能面临的疾病，年轻人得高血压时一定不要掉以轻心，需要全面排查有没有慢性肾脏病等继发性高血压病因。高血压与心脑血管疾病、慢性肾脏病密切相关，需要从监测血压、改善生活方式和合理用药等多个方面科学控制血压。

（郦 俊 张 镭）

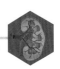

第七章　慢性肾脏病的饮食管理

慢性肾脏病患者为什么要进行饮食管理？

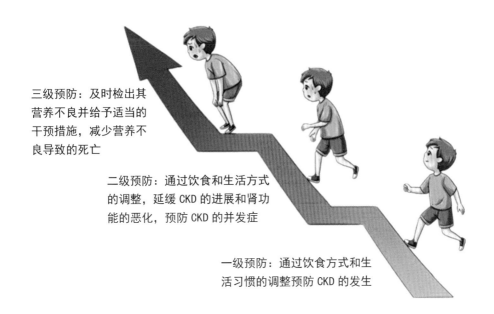

三级预防：及时检出其营养不良并给予适当的干预措施，减少营养不良导致的死亡

二级预防：通过饮食和生活方式的调整，延缓 CKD 的进展和肾功能的恶化，预防 CKD 的并发症

一级预防：通过饮食方式和生活习惯的调整预防 CKD 的发生

　　1869 年，肾脏病专家 Beale 就提出饮食和营养处方是慢性肾脏病患者治疗的重要组成部分。用"营养就是生命"这句话可以概括营养在慢性肾脏病发生和进展中的重要作用。实际上，营养问题直接关系到慢性肾脏病的各级预防。

■ 慢性肾脏病营养治疗目的

　　营养治疗是指在医生、护士和营养师共同指导下，根据慢性肾脏病

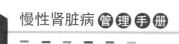

患者的特点，平衡膳食，合理计划餐次，做好能量、蛋白质以及其他营养成分的分配，个性化制定科学膳食方案及营养教育，以达到减轻肾脏负担，纠正营养不良，减少并发症发生，延缓疾病进展的目的。

■ 怎么吃才能保护肾功能？

　　我们每日饮食中摄入的食物几乎都含有蛋白质，蛋白质在生命活动每个过程中必不可少，是我们赖以生存的营养素。蛋白质被消化吸收后，会产生残渣和代谢废物（如尿素氮），这些废物要经过肾脏代谢，从尿液排出体外。肾脏病患者出现肾功能减退，为减轻肾脏的负担，需要减少蛋白质的摄入。如果日常不注重饮食管理，进食大量高蛋白的食物，就会增加肾脏的负担，《慢性肾脏病患者膳食指导（2017）》推荐未进入血液透析或腹膜透析的慢性肾脏病患者实施优质低蛋白饮食。

认识能量与蛋白质

■ 什么是能量？

　　人体在生命活动过程中都需要能量，如物质代谢的合成和分解反应、心脏跳动、肌肉收缩、腺体分泌等。能量来源于食物，当摄入不足时，会消耗脂肪和肌肉，导致营养不良，表现为乏力、体重下降、贫血、免疫力低下等，产生负氮平衡，增加含氮废物的产生，加速肾脏病进展。所以，充足的能量是肾脏病营养治疗的基础。《慢性肾脏病患者膳食指导（2017）》推荐定时定量进餐，早、中、晚三餐的能量分别占总能量20%～30%、30%～35%、30%～35%，为保证摄取能量充足，可在三餐间增加点心，

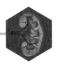

占总能量的 5% ～ 10%。

■ 认识食物中的蛋白质

蛋白质是人体细胞组成的重要部分，可促进身体的新陈代谢，参与载体的运输、抗体的免疫、酶的催化、激素的调节等，同时还可以为身体提供能量。

（1）蛋白质分类（优质蛋白、非优质蛋白）。

蛋白质分为优质蛋白质和非优质蛋白质两大类，优质蛋白质（一般是指动物蛋白和大豆蛋白）包括瘦肉、奶、蛋、鱼和大豆等。非优质蛋白质（植物类蛋白）包括蔬菜、水果、根茎谷薯和杂豆类等。动物性蛋白约含有蛋白质 20%，含有人体必需氨基酸，吸收利用率高，产生的含氮废物少。大豆类（黄豆、青豆和黑豆）含有丰富的蛋白质，氨基酸比例合理，在人体内吸收利用率较高，是植物中非常好的蛋白质来源，也属于优质蛋白。植物蛋白质中，谷薯类含蛋白质 10% 左右，蛋白质含量中等，我国居民传统的膳食结构以谷类为主，导致植物蛋白摄入过多，而植物蛋白吸收利用率低，产生的含氮废物多，会加重肾脏负担。但蛋白质存在互补原则，不同食物的蛋白质适当混合食用，补偿各自相对不足的必需氨基酸，从而提高蛋白质营养价值。总体而言，选择食物要多样化，优质蛋白和非优质蛋白食物合理搭配。

蛋白质的分类

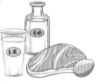

优质蛋白的氨基酸模式接近人体蛋白质的氨基酸模式，容易被人体吸收利用。蛋、奶、肉、鱼类及大豆蛋白质均为优质蛋白

非优质蛋白含必需氨基酸较少，植物性食品中，大豆为优质蛋白，其余均为为非优质蛋白

优质蛋白必需氨基酸种类齐全、数量充足、比例适当，利用率高，产生含氮废物较少，减轻肾脏负担。但大豆含嘌呤较高，高尿酸血症患者应限量

非优质蛋白中缺少一种或多种必需氨基酸，利用率低，产生含氮废物多

（2）什么是优质低蛋白饮食？

低蛋白饮食是由肾脏科医生和营养师共同制定的一种限制饮食中的蛋白质，补充或不补充酮酸 / 氨基酸，同时保持足够能量摄入的饮食治疗方法，主要是针对慢性肾脏病 1 ～ 5 期非透析患者的饮食治疗方法。低蛋白饮食治疗能够降低血尿素氮，减轻尿毒症症状和蛋白尿，改善高磷血症和胰岛素抵抗，最终延缓慢性肾脏病进展。推荐慢性肾脏病患者优质低蛋白饮食，在低蛋白的基础上优质蛋白占每日总蛋白质摄入量 50% ～ 70%，同时补充足够的能量，并提供其他营养素如维生素、膳食纤维、微量元素等。

（3）如何知道自己每天应摄入多少蛋白质？

第一步：计算出自己的标准体重（千克）

计算公式：男性 [身高（cm）–100)] × 0.9

女性 [（身高（cm）–100) × 0.9–2.5]

实际体重不超过标准体重的 10% 即为理想体重，10% ～ 20% 为超重，> 20% 为肥胖，< 20% 为消瘦。

第二步：计算每日蛋白质的摄入量

计算公式：标准体重 × 每千克体重每天蛋白质摄入量 = 每天蛋白质的摄入量。

第三步：根据 CKD 分期来计算每日蛋白质的需要量。

营养成分	CKD 分期					
	1 期	2 期	3 期	4 期	5 期	5d 期（透析期）
蛋白	0.8 g/(kg·d) 0.7 g/(kg·d) （大量蛋白尿患者， 加用酮酸治疗）			0.6 g/(kg·d) 或 0.3 g/(kg·d) 联合酮酸		1.0~1.2 g/(kg IBW·d) （IBW 为理想体重）
热量	足够热量摄入维持 健康体重的稳定			30 ～ 35 kcal/(kg·d)		35 kcal/(kg IBW·d) （IBW 为理想体重）

注意：包装食品的热量一般选用焦耳（J）作为单位，1 焦耳 =0.239 卡，1 卡（cal）=4.19 焦耳。

📖 慢性肾脏病患者饮食指导原则

根据患者生活方式、慢性肾脏病分期及营养状况、经济条件等进行个体化膳食安排和相应的营养教育。根据患者身高、体重、活动强度、CKD 分期等，计算患者每日需要总能量及蛋白质，并计算出以食物蛋白质为基础的交换份的份数，最终分配至全日各餐次。

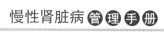
■ 慢性肾脏病 1 ～ 2 期患者的饮食指导

慢性肾脏病 1 ～ 2 期患者一般没有症状或症状较轻，适当控制蛋白质摄入，推荐 0.8 g/（kg·d），根据标准体重得出每天需要的热量和蛋白量。在热量充足的基础上合理分配食物。

蛋白摄入：鸡蛋、牛奶、肉类都是优质蛋白的来源。每天 1 个鸡蛋、200 mL 牛奶（低脂或者脱脂牛奶），乳糖不耐受可选择酸奶；肉类选择上红肉和白肉合理搭配。非优质蛋白合理分配，蔬菜每天 500 g 左右，水果 200 ～ 400 g，米面类主食 150 g，麦淀粉 100 ～ 150 g，3 餐主食中有 1 餐可选择淀粉类或低蛋白主食。

维生素、矿物质和水钠摄入：保持充足的维生素摄入，盐＜ 5 g/d，合并高钾血症要限制含钾高的食物。出现水肿要控制水分、钠盐摄入。定期复查血钠、钾、磷、钙等电解质，及时调整饮食方案。

■ 慢性肾脏病 3 ～ 5 期非透析患者的饮食指导

进入 CKD3 期以后，部分患者会出现食欲下降、体重减轻、感染、高磷、高钾等症状，相比 CKD1 ～ 2 期更要重视饮食的管理，通过调整饮食和改变不良的生活方式可延缓慢性肾脏病的进展和减轻并发症，并需要根据营养状态和实验室检查指标制定个性化的饮食方案并及时调整，达到科学饮食管理的目的。

执行优质低蛋白饮食，需要严格控制蛋白质摄入，推荐 0.6 g/kg·d，根据标准体重得出每日需要的热量和蛋白量。在热量充足的基础上科学分配一日三餐。

蛋白摄入：每天 1 个鸡蛋、200 mL 牛奶（低脂或者脱脂牛奶）；肉类 50 ～ 100 g（红肉和白肉合理搭配）。蔬菜每天 300 ～ 500 g，瓜类和绿叶蔬菜各一半（血钾高要适当减少绿叶蔬菜），水果 200 g（高钾时暂不吃），米面类主食 100 ～ 200 g，麦淀粉 100 ～ 200 g，3 餐主食中 1 ～ 2 餐选择淀粉类或低蛋白主食。

维生素、无机盐和水摄入：充足的维生素摄入，进入 CKD3 期后会出现活性维生素 D、铁、钙等缺乏，可适当补充含天然维生素 D、钙、铁等含量高的食物；盐 < 5 g/d，合并高钾血症要限制含钾高的食物；水肿时要控制水分和钠盐的摄入。定期复查血钠、钾、磷、钙、铁蛋白等电解质和微量元素，及时调整饮食方案。

淀粉类食物摄入：严格实施优质低蛋白饮食的患者会出现摄入食物的热量不能满足机体能量的需要，长期会消耗脂肪和肌肉，导致营养不良、抵抗力下降，反而会加速肾脏病进展，因此充足的热量补充是饮食治疗的基础。可选择红薯粉、麦淀粉、龙口粉丝、低蛋白大米和面条等来补充热量，在不增加蛋白摄入的同时减轻肾脏的负担。实施优质低蛋白饮食同时可配合 α 酮酸治疗，减少含氮的废物，补充必需氨基酸。

长期坚持优质低蛋白饮食是饮食治疗的关键。定期检查 24 尿的尿素含量，可以直观了解蛋白摄入情况，还可以通过 24 回顾法和 3 ～ 7 天日记法记录摄入食物的名称、种类和量，在营养师和营养专科护士的帮助下计算出蛋白和能量达标情况，改善营养不良，纠正电解质和酸碱平衡紊乱，延缓肾脏病进展，定期复查（1 ～ 3 个月 / 次）。

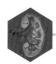

慢性肾脏病患者每日饮食设计示例

王先生，66 岁，男，退休人员，被诊断为慢性肾脏病 4 期，身高 172 cm，体重 60 kg，双下肢无水肿，尿量正常，制定饮食指导方案：

第一步：计算标准体重：（172–100）× 0.9 ＝ 64.8（kg），实际体重 60 kg，属轻体力劳动，低于标准体重 7.4%，BMI 20.3 kg/m^2，属于正常营养状况。

第二步：计算每日所需总能量：每日应摄入能量标准为 30 ～ 35 kcal/kg，全天所需总能量为 1944 ～ 2268 kcal。

第三步：计算每日蛋白质的摄入量：每日蛋白质推荐摄入 0.6 g/kg，王先生每日应摄入蛋白质标准约为 39 g，要求 50% ～ 70% 来自于优质蛋白质。

第四步：计算每日所需以食物蛋白质为基础的交换份数：将蛋白质按照 0 g/ 份、1 g/ 份、4 g/ 份、7 g/ 份进行分配，其中谷薯类（主食）2 份（100 g，约合蛋白质 8 g），瓜类蔬菜 250 g（0 ～ 1 g 蛋白质），叶类蔬菜 250 g（4 g 蛋白质），水果 1 份（0 ～ 1 g 蛋白质），肉、蛋、奶、大豆类 3.5 份（24.5 g 蛋白质），总计约 39 g 蛋白质。

第五步：补充能量，不足部分以植物油和淀粉类食物补充，油脂类 4 份（40 g 植物油），淀粉 2 份（200 g），以上食物能量约 2000 kcal，可满足一天的需要。结合患者的饮食习惯和喜好，根据食物钾、钠、磷值，合理选择食物并安排餐次。

血液透析和腹膜透析患者的饮食指导

蛋白摄入：慢性肾脏病患者进入终末期透析治疗后，不需要严格控制蛋白质摄入，但是需要注意控制含磷食物（如海鱼）。蛋白质摄入推荐量为 1.0～1.2 g/（kg IBM·d）（IBW 为理想体重）。其中至少50%来自优质蛋白质。

维生素、无机盐和水摄入：透析后，水分控制变得更为重要，尽量避免不必要的饮水、喝茶、喝汤，每日监测体重和血压变化，维持干体重。如果透析患者出现浮肿或者血压居高不下，需要及时提醒透析医师帮助调整干体重；出现胸闷、气促等心衰症状时要及时就医。

关于钾的摄入，血透和腹透患者是有不同要求的：腹透患者容易低钾，因此可以适当吃含钾丰富的食物；而血透患者在非透析日容易高钾，应限制含钾高的食物，纠正电解质紊乱。

透析患者需严格限制含磷丰富的食物，海鲜、老火汤、蘑菇、瓜子等食物含磷较多，应尽量少吃，详细可见附录：常见食物成分查询表。此外，一些加工食品、饮料和部分药物中含较多磷酸盐，磷酸盐非常容易被人体吸收，导致高血磷。每天磷摄入应低于 800 mg，减少高磷血症引起的并发症（如肾性骨病、心血管钙化等）。其他方面也要保证充足的维生素摄入，盐＜5 g/d，定期（每1～3个月）监测血液中电解质变化。

糖尿病肾脏病的饮食指导

慢性肾脏病合并糖尿病患者应合理配餐，进食富含膳食纤维的食物，在控制好血糖和血压的同时，应遵循慢性肾脏病饮食原则（对应慢性肾脏

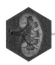

病各分期饮食指导）。

蛋白摄入：根据慢性肾脏病分期合理安排蛋白摄入，优质蛋白比例占 50%～70%。

脂肪摄入：每天占总能量的 25%～35%，对超重或肥胖患者，脂肪供能比应控制在 30% 以内，膳食中可适当提高 n-3 脂肪酸和单不饱和脂肪酸摄入量。每日植物油摄入量应控制在 30～40 mL/d，尽量少吃或不吃动物性脂肪，建议炒菜用植物油。

碳水化合物：碳水化合物占 50%～60%，实施优质低蛋白饮食要补充升糖指数低的淀粉类食物（附录：常见食物血糖生成指数），可选用含抗性淀粉高的食物，减少加工糖（果糖、麦芽糖、葡萄糖等）的摄入。同时根据食物量计算血糖负荷，才能更好地帮助患者控制血糖，保持充足热量，防止营养不良的发生。

抗性淀粉是纯正的淀粉，不能被淀粉酶消化，存在于很多天然食品中，如大米、马铃薯、香蕉等，特别是玉米淀粉含量高达 60%。抗性淀粉较其他淀粉难降解，其性质类似溶解性纤维，在体内消化、吸收和进入血液都较缓慢，可以增加饱腹感。所以，进食后可延缓葡萄糖进入血液的时间，有效控制餐后血糖，但是与普通淀粉相比热量较低，易导致能量摄入不足，可以和普通麦淀粉搭配食用。

膳食纤维：膳食纤维的摄入推荐 25～30 g/d 或 10～14 g/1000 kcal。

钠盐摄入：盐 3～5 g/d，钠小于 2 g/d，注意应包括酱油和各种调味品中钠的含量。

水分摄入：尿量正常，无水肿、胸闷、气促等心衰表现，无须严格限制饮水量。出现少尿（每日尿液量小于 400 mL）或合并严重心血管疾病、水肿时需严格限制饮水量，量出为入，以维持出入量平衡。

维生素和矿物质摄入：磷摄入量应低于 800 mg/d，钙摄入量不应超过 2000 mg/d。出现高钾血症时应限制钾的摄入；出现贫血时，应补充含铁量高的食物；限制嘌呤高的食物（高嘌呤食物见高尿酸血症肾病饮食指导）；补充其他微量元素。

小知识：*什么是血糖生成指数和血糖负荷？*

血糖生成指数（GI）：简称升糖指数，表示某种食物升高血糖效应与标准食品（通常为葡萄糖）升高血糖效应之比，指的是人体食用一定食物后会引起多大的血糖反应，通常反映一种食物能够引起人体血糖升高的值。低升糖指数食物是指升糖指数 < 55；中升糖指数食物是指升糖指数在 55 ～ 70 之间；高升糖指数食物是指升糖指数 > 70。常见食物升糖指数见表 12。

血糖负荷（GL）：某种食物的升糖指数 × 食物中碳水化合物的量 /100；GL > 20 为高 GL 食物，GL 在 10 ～ 20 为中 GL 食物；GL < 10 为低 GL 食物。

升糖指数仅说明食物升糖的快慢，却未考虑到食物摄入量的多少对血糖的影响。血糖负荷则是将升糖指数与食物摄入量整合为一个数值，更能准确反映食物摄入对血糖的影响。

举例说明：

以西瓜为例，它属于高升糖指数食物（GI 为 72），但由于其含水量大，含糖量却仅占 5% 左右，以 100 g 西瓜计算，升糖负荷为 5×72/100=3.6，可以看出控制总量后其血糖负荷并不高。

总之，糖尿病肾脏病患者应科学地对待每种食物，不能单纯以 GI 和 GL 值去判定，还应该考虑到每种食物的营养价值，合理搭配，均衡营养。

高尿酸血症及高尿酸血症肾病患者的饮食指导

限制高嘌呤食物的摄入：痛风的急性发作往往是由于进食大量高嘌呤食物，尿酸是嘌呤的代谢产物。一般人膳食摄入嘌呤为 600～1000 mg/d。食物的嘌呤含量的分布大致是：动物内脏＞鱼、肉＞干豆、坚果＞绿叶蔬菜＞谷类＞淀粉类水果。在痛风急性期，嘌呤摄入量应控制在 150 mg/d 以内。痛风或者高尿酸血症患者，应尽量少吃高嘌呤食物，中等嘌呤也要限量。嘌呤可溶于水，为了降低食物中的嘌呤可以将食物焯水再烹饪。

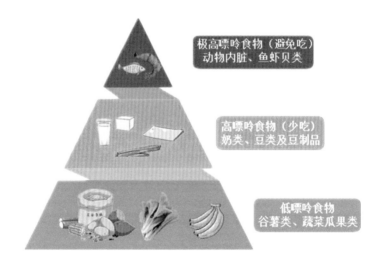

多吃蔬菜、水果等碱性食物：蔬菜、水果属于碱性食物，尿酸及尿酸盐在碱性环境中容易被溶解、排出。除了水果蔬菜以外，苏打水、苏打饼干、碱面也是属于碱性食物，可以适量吃。

多喝水，少喝富含果糖的饮料：尿量正常的高尿酸患者需要多饮水，每日饮水至少 2000 mL，促进尿酸排泄。但尿量减少和水肿患者要在医生的指导下适量饮水。尽量少喝含果糖的果汁和饮料，因为果糖会促进嘌呤的合成，导致尿酸增高，是诱发痛风的危险因素。蜂蜜虽然嘌呤低，但其成分中 65% ～ 80% 是葡萄糖和果糖，同样要少吃。

禁酒，补充充足的维生素：痛风患者禁止喝酒，酒精容易导致体内的乳酸堆积，对尿酸排出有抑制作用，诱发痛风。补充维生素，特别是 B 族维生素和维生素 C，可以促进尿酸盐的溶解，有利于缓解痛风和高尿酸血症。

肾脏病饮食管理小妙招

水肿患者如何计算所需水分？

尿量正常（每日尿量 1500 ～ 2000 mL）的患者可正常饮水。出现水肿或尿量减少时，要根据尿量和水肿的程度来决定每天摄水量。轻度水肿适当减少饮水量，中重度水肿要严格控制水分摄入，这里不是指单纯的饮水量，有一个简单估算公式可以帮助患者计算每天应摄入液体的总量。

每日摄入液体总量 = 前 1 日 24 尿量 +500 mL+ 显性失水量（呕吐、腹泻等）

举例：

小王昨日 24 尿量 500 mL，那么今天液体摄入量就是 500 mL+ 500 mL=1000 mL。

注意：这里的液体包括汤、牛奶、粥和水果类等食物中含水量，而不单纯指喝水量。

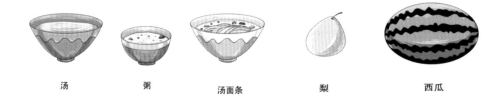

| 汤 | 粥 | 汤面条 | 梨 | 西瓜 |

▌ 如何进行日常饮食记录？

（1）饮食管理小工具

俗话说"工欲善其事，必先利其器"，借助日常饮食小工具如带刻度的水杯、油壶、盐勺、食物秤等，测量并记录 3 日饮食（工作 1 ～ 2 天、休息 1 ～ 2 天），来综合评估饮食的合理性。可参考下面的《慢性肾脏病饮食记录调查表》。

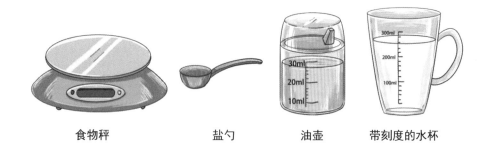

| 食物秤 | 盐勺 | 油壶 | 带刻度的水杯 |

慢性肾脏病饮食记录调查表

填写说明

连续记录完整3天的膳食情况，只要经口进食的食物都要记录下来，记录的内容包括：进餐时间、食物的具体名称、数量。

饮食日记

患者姓名：_____ 记录日期：_____年_____月_____日　第_____天

食物类别	您吃的食物	食物的分量	食物类别	您吃的食物	食物的分量
早餐			晚餐		
油脂类			油脂类		
水果类			水果类		
瓜类蔬菜			瓜类蔬菜		
淀粉类			淀粉类		
坚果类			坚果类		
谷薯类			谷薯类		
绿叶蔬菜			绿叶蔬菜		
肉蛋类			肉蛋类		
豆类			豆类		
低脂奶类			低脂奶类		
上午的点心			睡前的点心		
午餐			备注：		
油脂类					
水果类					
瓜类蔬菜					
淀粉类					
坚果类					
谷薯类					
绿叶蔬菜					
肉蛋类					
豆类					
低脂奶类					
下午的点心					

以下由医生／护士计算后填写：

0～1 g	油脂类 (10 g,90 kcal)	瓜果蔬菜 (200 g,50 kcal)	淀粉类 (50 g,180 kcal)
4 g	坚果类 (20 g,90 kcal)	谷薯类 (50 g,180 kcal)	绿叶蔬菜 (250 g,50 kcal)
7 g	肉蛋类 (50 g,90 kcal)	豆类 (35 g,90 kcal)	低脂奶类 (240 g,90 kcal)

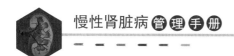

（2）学会看包装食品的营养成分表

每种食物包装袋上都有营养成分表，普通的包装食品是1+4的模式标注营养成分，1（能量），4（蛋白质、脂肪、碳水化合物、钠）。

营养成分表		
项目	每100克	营养素参考值%
能量	1208千焦	14%
蛋白质	52.9克	88%
脂肪	6.4克	11%
碳水化合物	4.2克	1%
钠	550克	28%

上图中，我们可以看到每100克中含有能量1208千焦，蛋白质52.9克、脂肪6.4克、碳水化合物4.2克，钠550毫克，这些数值就告诉我们，吃100克这种食物会摄入多少营养。

▌ 怎么做自我营养评估？

慢性肾脏病患者容易出现营养不良，应进行自我评估和营养监测，主要观察以下内容。

（1）主观症状：精神差、全身乏力、面色暗黄、体重减轻、消瘦、怕冷、皮肤白无血色、头发干燥，全身脂肪减少，如腹部、上臂、大腿等。

（2）实验室化验指标：白蛋白、前白蛋白、血红蛋白、胆固醇等指标低于正常值。

（3）体重评估体质指数（BMI）= 体重（kg）÷ 身高（m）^{2}

举例说明：小明体重 50 kg，身高 1.73 m，那么小明的 BMI 就是 50 kg÷（1.73 m）^{2} =16.71，属于偏瘦范围。

（4）人体测量：监测肱三头肌、皮褶厚度、上臂肌围、握力等指标来综合评估营养状况，有条件可以使用人体成分分析仪进行综合评价（体内总水分、基础代谢率、体蛋白、肌肉含量、体脂肪率、内脏脂肪指数等）。

患者发现有上述症状或化验结果异常，要及时到医院找营养师或专职营养护士进一步评估。

■ 生活中怎样控制盐的摄入呢？

（1）提高控盐意识，使用控盐勺，每日摄入盐总量为 3 ～ 5 g。

（2）避免食用高盐的加工食品及酱料，如火锅汤底、汤料、腌制品、火腿、酱料、味精、蚝油等。

（3）在烹饪时不要过早放盐，等菜肴快出锅时再放盐。

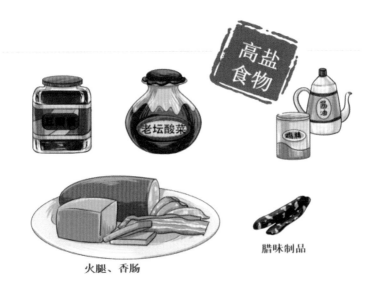

高盐食物

老坛酸菜

火腿、香肠

腊味制品

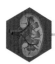

如何控制钾的摄入？

慢性肾脏病患者到 CKD4 期以后可能出现尿钾排泄障碍，导致血钾升高。当血液中钾离子 > 5.5 mmol/L 时，称为高钾血症。高血钾会出现不同的临床状况，表现为肌无力、肌麻痹，严重时还会出现心律失常或心搏骤停。

那么如何避免高钾的食物呢？

少吃高钾蔬菜和水果，如绿叶蔬菜、蔬菜汤、紫菜、菇类、红枣、香蕉、柑橘等；少吃含钾高的主食，如红薯、土豆等；少吃含钾高的加工类食品，如水果干、果酱、果汁和运动功能性饮料等；避免使用低钠盐、低钠酱油和调味品（含钾高）；烹饪前将蔬菜放冰箱冷藏一天，或将蔬菜切段，清水浸泡 30 分钟左右，均可减少钾的含量。

如何控制磷的摄入？

慢性肾脏病患者要控制磷摄入。当肾脏损伤后磷排出障碍，血液中磷浓度 > 1.45 mmol/L 时，称为高磷血症。高磷血症的危害性非常大，可引起甲状旁腺功能亢进、肾性骨病和自发性骨折、心血管钙化、皮肤瘙痒等。

那么生活中怎样选择食物才能减少磷的摄入？

（1）食物中的磷主要来自蛋白质，通常每克蛋白质约含 15 mg 的磷。磷摄入量通常与蛋白质摄入量及种类密切相关。我们既要摄入优质蛋白，又不想带来太多的磷元素，就要学会检索常见食物成分查询表（附录：常见食物成分查询表），选择含磷（磷蛋白质比值）较低的食物。

举例说明：

1 个整鸡蛋含 6.3 g 蛋白质，96 mg 磷，磷蛋白质比值（P/Pro）为 15.3。1 个鸡蛋白含 3.6 g 蛋白质，5 mg 磷，磷蛋白质比值（P/Pro）仅为 1.4。

（2）选择合适的烹饪方式。肉类可以焯水后再烹饪，避免进食老火汤、动物内脏、蛋黄、海鲜、豆类、奶粉等。

（3）避免食用含磷高饮料、加工食品和调味品等。

高磷调味品：辣椒粉、咖喱粉、芝麻酱等。

高磷加工食品：饼干、巧克力、香肠、火腿、汉堡等。

高磷饮料：可乐、咖啡、奶茶、碳酸饮料、啤酒等。

用于生产工业食品和饮料的添加剂中含有较多的无机磷酸盐，其中的磷几乎 100% 被人体吸收。

（4）避免或慎用含磷的药物。很多药品的原料药中有含磷赋形剂，其主要成分是无机磷酸盐。因此药物赋形剂中的磷几乎 100% 被人体吸收，患者不要随意服用药物，严格遵循医嘱。

█ 红肉和白肉的区别？

红肉是指畜肉类，如猪肉、牛肉、羊肉、驴肉、兔肉等。白肉是指鸡、鸭、鹅等家禽和鱼虾类。红肉和白肉最直观区别就是颜色。红肉中含有较多的血红素，从而显示红色，而白肉之中血红素含量较少，所以显示肉质本身的颜色，红肉中的铁与血红素结合形成血红素铁，容易被人体吸收利用。对于缺铁性贫血的患者来说，适当吃红肉可以改善贫血。

红肉	
白肉	

　　脂肪含量区别：红肉含有较丰富的饱和脂肪酸（俗称"坏脂肪"），过量食用不利于心血管健康，而白肉之中饱和脂肪酸较少，油脂大部分是不饱和脂肪酸（俗称"好脂肪"），适量食用对保护心血管更有优势。

　　红肉和白肉，要合理搭配、适量进食。这里要特意提醒，不健康的肉类是加工肉类，含大量添加剂和盐，如香肠、腊肉、火腿、午餐肉、培根等。

▌ 如何选择脂肪（油脂）？

　　脂肪可分为饱和脂肪酸、不饱和脂肪酸（单不饱和脂肪酸、多不饱和脂肪酸）和反式脂肪酸。植物油含较多不饱和脂肪酸，动物油含较多饱和脂肪酸，植物油在人体吸收率比动物油更高，动物油加热后产生的有害物质更少。

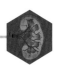

单不饱和脂肪酸	多不饱和脂肪酸	饱和脂肪酸	反式脂肪酸
橄榄油、花生油、坚果	DHA、植物油	高脂肉类、全脂奶	饼干、薯片

日常使用的各种食用油，都不是单一的饱和脂肪或不饱和脂肪，而是含有多种脂肪酸，只是比例有所不同。含单不饱和脂肪酸较多的油有橄榄油、芥花籽油、花生油等；含多不饱和脂肪酸较多的油有玉米油、大豆油、葵花油等。

（1）饱和脂肪酸

饱和脂肪酸的主要来源是家畜肉和乳类的脂肪，还有热带植物油（如棕榈油、椰子油等）。摄入不足会使人的血管变脆，易引发脑出血、贫血，易导致肺结核和神经障碍等疾病；摄入量过高会导致血胆固醇、甘油三酯、低密度脂蛋白胆固醇（LDL-C）升高，形成动脉粥样硬化，增加冠心病的风险。

无论是饱和脂肪酸还是不饱和脂肪酸都具有两面性，任何一种脂肪对健康是否有益，关键在于其摄入量是否适当，比例是否合理均衡。

（2）反式脂肪酸

天然来源：如牛羊肉脂肪、乳和乳制品（含量少）。

加工来源：氢化植物油是反式脂肪酸最主要的食物来源，部分氢化植物油、精炼植物油在长时间的高温烹饪时均会产生，被广泛应用于加工食品中，如炸鸡、薯条、冰激凌、巧克力、爆米花、饼干、蛋糕等。

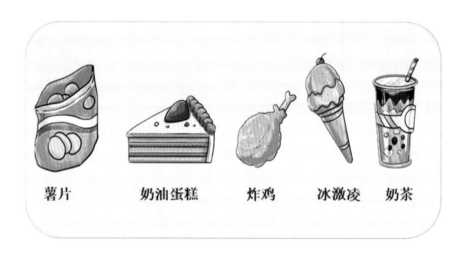

薯片　　　　奶油蛋糕　　　炸鸡　　　冰激凌　　奶茶

（3）反式脂肪酸的危害

反式脂肪酸摄入太多可导致血液胆固醇增高，增加心血管疾病的风险，同时还会引起肥胖、癌症、糖尿病和阿尔茨海默病等，而心血管疾病、肥胖、糖尿病等疾病会间接导致肾脏疾病的发生。

（4）如何减少反式脂肪酸的摄入？

少喝奶茶，少吃奶油蛋糕、膨化食品等，尽量选用粗粮饼干，自制奶茶等健康零食。学会查看食品营养成分表，若配料表中含有氢化植物油、起酥油、人造油、植物黄油、酥皮油等字样，大部分含反式脂肪酸，尽量避免或减少食用。

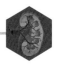

经典问题答疑

■ 钠等于盐吗？

盐的分子式是 NaCl，1 g 盐 ≈400 mg 钠，1 g 钠 ≈2.5 g 盐。许多食物本身含有钠，所以不能忽视食物中的隐形钠，如面条、零食等含钠非常高。选择食物时要看营养成分表，选择低钠的食物并计算盐的含量。

■ 不吃盐，可以吃酱油、鸡精等调味料吗？

酱油的含盐量高达 15% ～ 18%，每 5 mL 酱油里约含有 1 g 盐。烹饪食物时在出锅前放酱油，或者用点、蘸的方式，而不是将酱油都倒进菜里。

鸡精实际上是以味精为主要成分，约含有 40% 味精（谷氨酸钠）和 30% 盐，因此要像控制盐一样控制鸡精用量，过多会使血液中的谷氨酸含量升高，出现头疼、心慌、恶心等症状。

■ 豆制品能吃吗？

大豆（黄豆、黑豆和青豆）富含优质蛋白，可增强免疫力，但含嘌呤较多。在我国，大豆制品深受国人喜欢，肾脏病合并高尿酸血症的患者要注意选用含嘌呤低、蛋白低的大豆制品。不建议直接吃大豆，可适量食用如南豆腐（乳豆腐）、豆浆等，不适宜食用含蛋白嘌呤高的豆干、腐竹等。

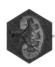

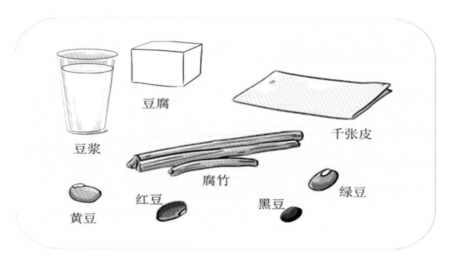

而杂豆含植物蛋白多，产生含氮废物多，增加肾脏负担，不建议慢性肾脏病患者食用。

▌能放心吃水果吗？

新鲜水果中含有丰富的维生素、微量元素（尤其是钾）及糖分。血钾正常的患者可以适当进食水果；合并糖尿病患者，应减少进食含糖分高的水果；高钾血症时应严格限制水果摄入。禁食杨桃，因杨桃含有一种神经毒素，会加重肾脏病的进展，严重者会引起急性肾损伤、精神错乱甚至昏迷。

常见水果含钾分类：

红灯区（香蕉、蜜枣、牛油果、猕猴桃、橙子、榴莲）每 100 g 含钾量超过 250 mg。

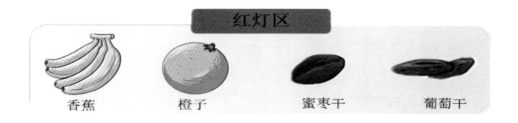

黄灯区（荔枝、橘子、西梅、石榴、龙眼、哈密瓜）每 100 g 含钾量超过 150 ～ 250 mg。

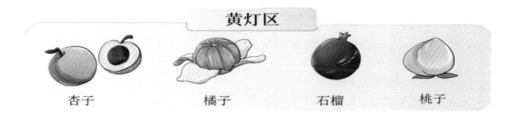

绿灯区（苹果、雪梨、葡萄、柚子、李子、桑果、西瓜、草莓、山竹）每 100 g 含钾量低于 150 mg。

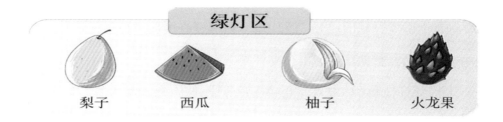

■ 慢性肾脏病患者可以喝饮料吗？

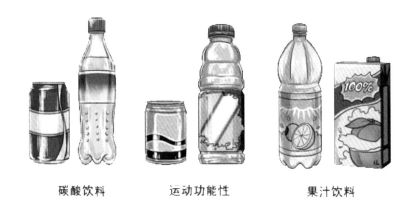

碳酸饮料　　　　　运动功能性　　　　果汁饮料

　　饮料中添加大量代糖、色素、添加剂和防腐剂，这些物质会增加肾脏的负担，因此，慢性肾脏病患者尽量不喝饮料，喝白开水。慢性肾脏病患者避免饮用以下的饮料：

　　（1）碳酸饮料：含有碳酸、磷酸和糖。碳酸会影响骨骼中钙质的吸收，长期饮用会导致骨质疏松，同时会影响胃肠道吸收，造成消化不良；磷酸会加重高磷血症，引起钙磷代谢紊乱；添加糖会升高血糖，引起肥胖和糖耐量异常等。

　　（2）功能饮料：含有咖啡因，会刺激中枢神经造成亢奋和失眠；含有促进肾上腺素分泌的成分，饮用后容易出现心跳加速和血压升高；钾和钠离子含量高，长期饮用会出现高钾高钠血症。

　　（3）果汁饮料：榨取果汁会破坏营养成分，包括膳食纤维、维生素等，然而果汁中糖分、钾、镁等并不会随着榨汁丢失。长期用果汁来当水饮用，会导致体内糖分堆积，容易造成肥胖、高血糖和高钾血症等。

（4）凉茶：凉茶配方中常含有蛋花、甘草。蛋花是夹竹桃科属，分泌的乳液有毒，其花的毒性不详。甘草的化学成分有糖皮质激素样和雌激素样作用，可引起假性醛固酮增多症，引起血压升高、心律失常等。

■ 慢性肾脏病患者能吃坚果吗？

坚果的营养价值高，含蛋白质（20 g 坚果约含 4 g 植物蛋白）、脂肪、碳水化合物、维生素（维生素 B、维生素 E 等）、微量元素（磷、钙、锌、铁）和膳食纤维等，还含有单、多不饱和脂肪酸，包括亚麻酸、亚油酸等人体的必需脂肪酸。因此 CKD1 ～ 2 期患者可以适量进食坚果，进入 CKD3 期以后的患者，需减少摄入。

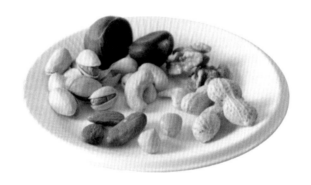

■ 慢性肾脏病患者能喝茶吗？

可以喝茶，关键是怎么喝！

茶叶的主要有益成分是茶多酚，具有抗氧化、抗炎等生理活性作用，但茶叶还含有草酸和鞣酸等物质，会影响其他营养成分的吸收，同时茶叶含钾高，摄入过量会引起血钾升高。因此 CKD4 ～ 5 期的患者需要减少饮茶。

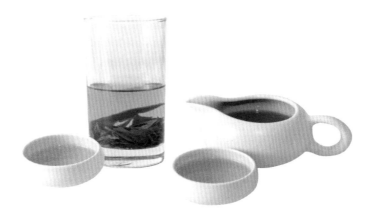

此外，还需要注意以下几点：

（1）不喝浓茶，控制饮用量。

（2）空腹不喝茶，饭后不能立即喝茶。

（3）不用茶水送服药物，尤其是服用铁剂。

■ 可以吃快餐外卖吗？

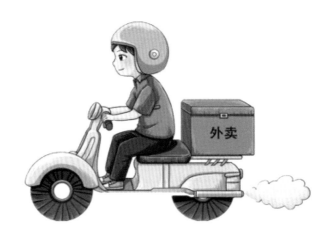

优质低蛋白、低盐、低钾、低磷、健康油脂是慢性肾脏病患者最基础的饮食要求，而快餐的不可控因素太多，卫生环境无保障，食材新鲜与

否不确定，并且重油重盐等。若因客观原因，需要点快餐，应注意：

（1）选择正规的商铺，最好对实体店铺菜品质量有一定了解。

（2）少放或不放佐料（如酱料、辣椒酱等）。

（3）最好选择蒸、煮、炖的食物，少食油炸、爆炒、烧烤类的食物。

■ 如何选择奶制品？

牛奶是优质蛋白，含人体必需氨基酸种类齐全，钙磷比例合适，是肾脏病患者补充蛋白质的首选。

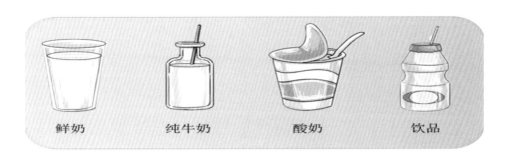

鲜奶　　　　　纯牛奶　　　　　酸奶　　　　　饮品

（1）鲜牛奶和纯牛奶：选择低脂奶或脱脂奶，乳糖不耐受者选用低乳糖奶（舒化奶）和酸奶。

（2）酸奶：含大量活性益生菌，可改善肠道菌群、预防便秘、增加免疫力，有助于消化吸收，但需注意选择无添加剂或糖分少的酸奶。

（3）奶粉和奶酪：奶粉和奶酪含磷高，冲服奶粉时不易控制水分，不宜多食。

（4）奶类饮品：由奶、水、添加剂和糖分制成的各种果味调制乳并非真正的牛奶，应避免食用。

■ 粗粮适合吃吗？

（1）粗粮含有较多的膳食纤维，可以促进有益肠道菌群的生长，调整肠道功能，促进大便蓬松顺畅。因此粗粮对合并糖尿病、高血压、高血脂的患者有益。但粗粮比精白米面更难消化吸收，过多食用会延缓胃肠的排空速度，因此粗细粮也要搭配食用。

（2）粗粮含钾、磷及非优质蛋白高，1两粗粮和精米白面相比要多约2g非优质蛋白，过多食用会加重肾脏负担，引起高磷、高钾血症。因此，进入CKD3期以后的患者要减少粗粮摄入，根据病情粗细合理搭配。

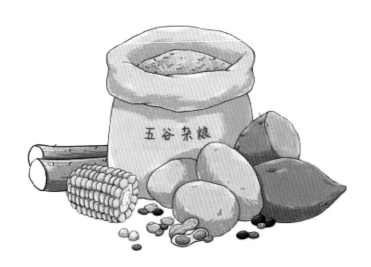

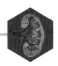

■ 可能引起肾损伤的食物有哪些？

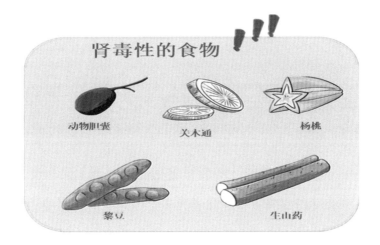

（1）杨桃：慢性肾病患者要禁食，杨桃含一种神经毒素，食用后轻度中毒可能出现打嗝、呕吐以及一些失眠的症状，严重可引起精神错乱、肢体麻木、感觉异常、肌肉无力等，甚至在慢性肾脏病基础上可导致急性肾损伤。

（2）生山药（粉、汁）：山药就是常说的"淮山"，淮山本身是有益的蔬菜，但必须注意的是，未经煮熟的山药具有毒性成分薯蓣碱和薯蓣皂苷，会引起急性肾小管坏死，避免生吃。

（3）动物胆囊（蛇胆、鱼胆）：含有胆囊毒素，可引起多器官急性衰竭。

（4）黎豆：黎豆中某些成分可使尿液产生晶体，从而发生肾损害，中毒后可出现恶心、呕吐、少尿、急性肾损伤等情况，不能食用。

（陈　婷）

第八章 晚期慢性肾脏病患者的管理

哪些表现提示慢性肾脏病患者快要进入透析或者肾移植

慢性肾衰竭是不可逆的，随着肾脏功能的减退，代谢废物和水分在体内蓄积，患者逐渐出现各种症状和并发症，严重时甚至威胁生命，这时患者需要进行肾脏替代治疗。关于什么时候开始透析，医学界有过争论。曾有观点认为，早期进入透析有利于提高患者的生活质量，延长患者的生存时间。但透析本身是一个非生理过程，本身亦可带来新的医疗问题。临床实践总结发现，早期透析似乎并没有起到预想的效果，而且浪费医疗资源，也增加了患者和家庭的负担。当然过迟地进入透析治疗，不仅可能增加患者的痛苦，更因为各种并发症没能及时纠正而可能影响患者的预期寿命。因此，现在医生更推荐慢性肾衰竭患者适时开始透析，肾脏替代治疗可以维护患者内环境，改善患者症状，提高患者的生活质量。

常有患者问："我肌酐升到多少就应该开始透析了？"这是一个没有答案的问题。因为，单凭患者的血肌酐值或肾小球滤过率并不足以判断患者是否应该开始肾脏替代治疗，医生需要根据患者残余肾功能、水电解质紊乱的程度、营养状态等综合判断。尽管判断何时开始透析是医生的工作，但有一些情况能够提示患者已经接近这一时刻：①消化道反应。随着

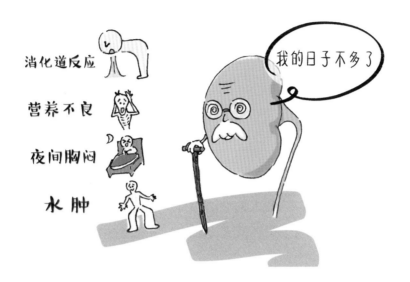

肾功能的恶化，患者的消化道症状逐渐显现，早期仅是胃口稍差、稍恶心；进展到明显恶心，甚至呕吐的程度，提示患者可能需要肾脏替代治疗了。②营养状态。尽管营养状态差的患者进入透析后营养状态可能会改善，但以良好的营养状态进入透析的患者有更好的预后。进入慢性肾脏病3期后，患者一般会被建议"优质低蛋白饮食"，一些患者在进行"低蛋白饮食"时其实热量摄入也是不足的，造成"营养不良"，主要表现为体重持续减轻和血白蛋白降低。在纠正了这些错误后，慢性肾脏病5期患者如果仍不能改善营养状态，就需要考虑开始肾脏替代治疗了。③不能维持水平衡。如果患者水肿日渐加重，高血压难以控制，甚至出现夜间胸闷气短，提示患者的肾脏已不能维持日常的液体平衡，这时需要考虑开始肾脏替代治疗了。④不能维持电解质稳定。慢性肾衰患者容易并发电解质紊乱，如高钾

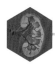
血症、高磷血症，都能给身体带来较大损害。因此，医生常叮嘱患者要低钾饮食、低磷饮食，如果患者已经在饮食上很注意了，仍反复出现高钾或高磷倾向，提示患者需要进入肾脏替代治疗。

📖 中晚期慢性肾脏病患者的常见并发症

慢性肾脏病进展到中晚期，其并发症涉及全身各个系统和器官。

（1）消化系统：由于尿素氮升高和代谢性酸中毒，患者会出现胃口变差，恶心、呕吐等症状，呼出的口气里带有浓浓的氨味；有些患者甚至可以出现消化道出血。

（2）造血系统：绝大多数中晚期慢性肾脏病患者会伴有贫血，主要是因为肾脏分泌的促红细胞生成素减少，同时红细胞的寿命缩短所致，表现为面色暗黄或苍白，唇色和睑结膜泛白，时常感觉头晕和乏力、心慌。随着体内毒素的潴留，有些患者会出现白细胞和血小板的减少。此外，慢性肾脏病晚期患者常存在不同程度的凝血功能紊乱，一方面容易出血，另一方面又容易发生血栓。

（3）骨骼系统：中晚期慢性肾脏病患者普遍存在继发性甲状旁腺功能亢进和钙磷代谢的紊乱，其结果可

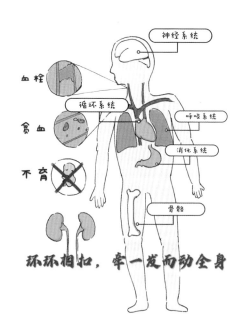

环环相扣，牵一发而动全身

以理解为骨骼中的钙和磷溶解析出，转移并沉淀到血管和其他软组织中，一方面导致骨质疏松，另一方面又造成血管和软组织的钙化。由于骨质疏松，患者容易发生骨折，髋骨骨折及其并发症可能是致命的；而血管钙化可能导致血管闭塞，既可以引起局部缺血坏死，也可以导致心肌缺血。

（4）神经系统：慢性肾衰患者是脑血管意外的高危人群，脑梗死和脑出血的发病率都明显升高。有些患者会失眠，有些患者会觉得小腿难以描述的不舒服，部分血肌酐／尿素氮很高的患者可能发生尿毒症脑病，出现精神症状。这些都与尿毒症对神经系统的影响有关。

（5）皮肤：主要是全身瘙痒，面色晦暗，口唇和睑结膜苍白。

（6）生殖系统：男女的性功能都出现减退，女性可能月经不调、闭经，男性出现阳痿，精子减少或活力下降，不孕、不育比较常见。

（7）呼吸系统：慢性肾衰患者免疫力相对低下，容易并发呼吸道感染；此外，尿毒素、水分在肺内蓄积也可以导致肺病，轻者可能只是轻微的咳嗽，重者可能出现尿毒症性肺炎、肺水肿。

（8）心血管系统：心血管并发症是慢性肾衰患者最重要的死亡原因。早期的肾功能不全患者很多本来就有高血压，随着肾功能的恶化，高血压的患病率越来越高。到后期患者的心血管并发症主要表现在两个方面：心衰和心肌缺血。房颤是慢性肾功能不全患者常见的心律失常。

（9）酸、碱、电解质紊乱：慢性肾功能不全的患者多有不同程度的代谢性酸中毒，很多患者的消化道症状较重与之有关。由于处理电解质的能力障碍，患者容易出现高钾血症和低钙高磷血症。高钾血症威胁生命，严重的高钾血症需要紧急处理。

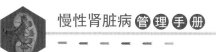
怎样防治慢性肾脏病患者的贫血

贫血是慢性肾脏病患者最常见的并发症之一，而且随着肾病的进展，贫血的患病率也显著增加。按照指南定义，15 岁以上的男性，血红蛋白低于 130 g/L；或 15 岁以上的女性，血红蛋白低于 120 g/L，即可被认为存在贫血。血红蛋白使血液呈红色，是红细胞内运输氧的特殊蛋白质。贫血意味着给组织脏器运输氧气的血红蛋白减少，大脑缺氧会觉得头晕，肌肉缺氧会觉得乏力。作为"运输官"，为了尽量缓解脏器缺氧，血红蛋白不能多拉就得快跑，迫使心脏加快运动，最终使心脏劳累过度而导致心衰。

红细胞是在骨髓中产生、发育的，就像种子生长需要水和养料一样，促红细胞生成素（EPO）和铁就是红细胞长大所需的水分和养料。慢性肾功能不全的患者发生贫血有多种原因，首先是由于骨髓造血能力受限，其最主要原因是 EPO 合成减少。EPO 是在肾组织内合成的，慢性肾衰时由于正常组织减少，EPO 的合成随之减少；同时，由于铁的吸收和利用障碍，导致慢性肾功不全的患者也常伴随铁缺乏，这样，对于骨髓造血工厂最重要的两种原料都缺乏，骨髓造血明显减少。此外，尿毒素对于骨髓造血能力也有抑制作用，进一步加重了红细胞生成障碍。还有就是红细胞破坏增加，主要是因为尿毒素的作用，使得红细胞的寿命缩短，再加上这些患者血管内常有微血栓形成，导致红细胞在血管内溶血。

对于非透析慢性肾脏病患者贫血的治疗，主要从补充 EPO 和补充铁剂着手。现在已经有了通过基因技术人工合成的重组人促红细胞生成素，注射后可以补充肾脏合成的不足，也可以通过口服或静脉补铁的方式为合成血红蛋白储足原料。

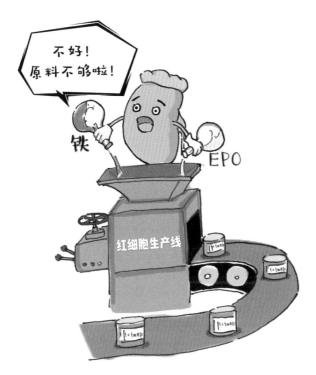

　　最近，又有纠正肾性贫血的新药面世。这种新药是低氧诱导因子脯氨酰羟化酶抑制剂（HIF-PHI），是科学家们基于对细胞如何适应缺氧的认识而研发的。低氧诱导因子（HIF），顾名思义是指在缺氧环境下诱导产生的细胞转录因子，同时具有刺激内源性 EPO 合成和促进铁吸收的作用，从而增加血红蛋白的合成以增加携氧，是人体适应缺氧环境的一大利器。正常氧环境下生成的 HIF 很快就被脯氨酰羟化酶灭活，而脯氨酰羟化酶抑制剂（PHI）能抑制脯氨酰羟化酶的活性，使体内 HIF 在不缺氧时也能增加，从而使得血红蛋白生成增加。这种药不仅纠正贫血效果显著，而且使用方便，口服即可，免去了患者"打针"的痛苦，依从性更好，是一类非常有前途的纠正肾性贫血药物。

怎样防治慢性肾脏病患者的钙磷代谢紊乱和骨病

钙和磷是人体内非常重要的两种离子，我们体内 99% 的钙和大约 85% 的磷都存在于骨骼当中，骨骼中的钙磷和血里的钙磷存在交换，维持动态平衡，使血中的钙磷维持在一个很窄的区间，这对于人体是非常重要的。正常的钙磷平衡依赖于机体对钙磷的整体调节，包括从食物中吸收、从肠道和肾脏排泄、从骨中释放和在骨中沉积。很多人了解补充维生素 D 对于钙吸收非常重要，但不知道维生素 D 必须经过肾脏代谢处理后才能激发"小宇宙"，发挥最大的效用。慢性肾功能不全时，肾脏处理维生素 D 的能力下降，导致肠道吸收钙减少，血钙降低；另一方面，肾脏对磷的排泄能力下降，导致血磷升高。低钙高磷是慢性肾功能不全的特征性改变。合适的钙离子浓度对机体非常重要，体内专门有"侦察兵"监视血钙浓度，当发现血钙降低时，侦察兵立即向负责调节血钙的协调员——"甲状旁腺"报告。甲状旁腺接到报告后马上派出人马（甲状旁腺激素），往肾脏和骨骼传达两道命令：① 肾脏减少排泄钙，增加排泄磷；② 骨质加快溶解，释放钙离子入血。 侦察兵感知到钙离子浓度升高后也报告甲状旁腺，减少甲状旁腺激素的释放。钙磷和甲状旁腺激素互相调节，互相影响，构成一种动态平衡。

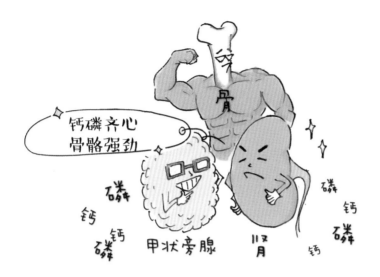

如前所述，慢性肾功不全时存在低钙高磷血症和甲状旁腺素生成增多（又叫"继发性甲状旁腺功能亢进"）。这种长期的代谢异常，可引起多方面的不良后果：①骨质溶解增加，导致骨质疏松；②血中的钙磷在骨骼以外的地方沉积，导致组织钙化、血管钙化。这一连串的病情演变被合称为"慢性肾脏病矿物质和骨异常（CKD-MBD）"，带来的骨质疏松、骨折和心血管病变有很高的致死率和致残率。研究发现，CKD-MBD 其实在血钙血磷和甲状旁腺素还正常时的慢性肾脏病 3 期甚至 2 期时就已经悄悄启动了，因此，一定要早期预防才能早期受益。

血钙、血磷维持在正常生理范围，血甲状旁腺素维持在一个合理的高位，是对患者最有利的，为了实现这一目标，既需要饮食上特别注意，必要时还需要使用药物。

预防肾性骨病，要从"磷"做起，通过饮食和药物控制，把血磷维

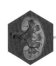

持在生理正常范围。很多食物含磷较高，如肉类、蛋黄、坚果等；含磷添加剂的加工食品含磷非常高且易吸收，需要特别注意；而豆制品虽然含磷较高，却相对不易吸收。此外，一些药物的辅料、赋形剂也含磷，是血磷升高的另一隐形来源。当饮食控制也不能有效控制血磷时，可以选择药物帮助降磷，常用药物有含钙的磷结合剂（如醋酸钙、碳酸钙）和不含钙的磷结合剂（如碳酸镧、司维拉姆）。由于含钙的磷结合剂增加高钙血症及异位钙化的风险，一般仅于患者低钙血症较明显且甲状旁腺素相对不低时使用，其他情况应尽量使用不含钙的磷结合剂。

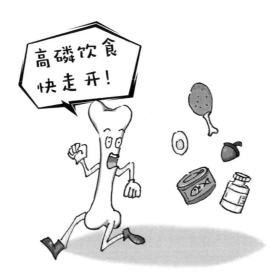

慢性肾功能不全患者容易发生低钙血症，但补钙也不是多多益善，而应适可而止，只要把血钙维持在正常范围就可以了。过度补钙可能引起高钙血症，更可能导致钙磷一起沉积到血管中，引起血管钙化。如果给心脏供血的血管也钙化了，成了没有弹性的"水泥管"，就非常容易发生缺血性的心脏病；外周的血管钙化，可以导致局部组织的缺血坏死。

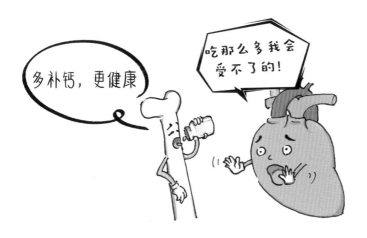

一定浓度的甲状旁腺素对身体是必需的，过高或过低都可能导致骨骼病变。当血甲状旁腺素很高时，需要尽快将之降到合适的范围。能降低甲状旁腺素的药物包括钙剂、活性维生素 D 及西那卡塞。钙剂和活性维生素 D 能够抑制甲状旁腺素的合成，而且价格相对便宜，但有可能导致高钙血症和软组织异位钙化，医生使用时应慎之又慎。西那卡塞是一种拟钙剂，可以骗过侦察兵和协调员（甲状旁腺），让协调员以为不需要加派人马去传递消息，从而抑制甲状旁腺素的合成和释放。

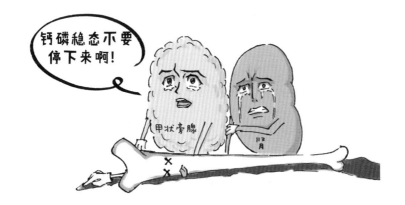

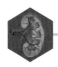

📖 怎样防治慢性肾脏病的心血管并发症

看电影、玩游戏，常见的套路是大反派总是隐藏很深。我们快到终局时才发现，开头的坏人和大反派比起来，简直就像小白兔。人生如戏，这一幕居然在慢性肾脏病中重现了！医学家们经过研究、统计发现，大多数慢性肾脏病患者其实不是死于慢性肾脏病本身，而是死于心血管疾病，慢性肾脏病并发的心血管疾病才是最大的杀手！心力衰竭和冠心病是慢性肾功能不全患者最常见的心血管并发症，也是心律失常等其他心血管并发症的诱发或加重因素。

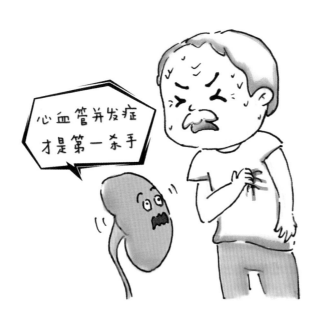

▍如何防治慢性肾脏病患者的心力衰竭

慢性肾脏病患者常同时患有高血压，肾功能越差，高血压的患病率越高，到了慢性肾脏病 4 期和 5 期，85% 以上的患者同时患有高血压。我们知道，心脏的功能就像一个泵，推动血液在血管里循环。血压升高时，这个泵要做更多的功才能维持血液循环；前文提到过，贫血时机体缺氧，也向心脏发出信号，要它泵得更快一些。这样长此以往，心脏终于累坏了，推不动了，这就是心衰。

由此可见，慢性肾脏病患者的心衰是"累出来的"，要想预防心衰，就要设法给心脏减轻负担。①降低血压。降压药物具体的药物和分类详见前篇，其中的 β 受体阻断剂、血管紧张素 Ⅱ 转化酶抑制剂及血管紧张素 Ⅱ 受体拮抗剂除了能降低血压外，还能改善心肌结构，对心脏有额外的保护作用，是治疗心衰的首选。②减少患者的血容量。慢性肾脏病患者由于肾脏排水功能减退，水分在血管内蓄积，不仅增高了血压，而且使得心脏做功增加。就像老牛拉车，车上的货物越多，老牛越累。医生常通过药物设法让患者的尿量增加，以减少血管内的容量。最近，血管紧张素受体和脑啡肽酶抑制剂对心衰的治疗作用引起了大家的关注，这种药具有两方面的作用，一方面像其他血管紧张素受体拮抗剂一样，具有改善心肌结构的作用；另一方面，它通过增加脑钠肽起到降低血容量、改善心脏结构的作用。两方面的作用互相协同，在降低血压、改善心衰患者的预后方面显示了非常卓越的功效。③纠正贫血、心动过速等因素，让心脏不要跑得那么快，能有更多的休息时间。

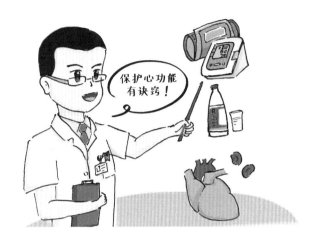

▍慢性肾脏病患者如何降低血脂

脂质代谢异常是导致动脉粥样硬化重要的危险因素，是慢性肾脏病患者冠心病患病率增高的主要原因之一。血脂指血浆中甘油三酯（TG）、胆固醇（TC）、类脂和游离脂肪酸，它们与不同的蛋白质结合成水溶性脂蛋白，存在于血液中。临床中通常检测甘油三酯、总胆固醇、高密度脂蛋白胆固醇、低密度脂蛋白胆固醇和极低密度脂蛋白胆固醇。其中，高密度脂蛋白胆固醇是"好"胆固醇，可以帮助清除血管内壁上的"坏"胆固醇，对心血管系统有保护作用。而低密度脂蛋白胆固醇是"坏"胆固醇，是动脉粥样硬化的元凶。血中低密度脂蛋白胆固醇增加，一旦高血压、糖尿病及炎症等危险因素导致血管内皮受损，它们就会趁机钻到动脉内皮下，形成动脉粥样硬化斑块，最终导致心脑血管疾病。

降脂治疗的首要目标是降低低密度脂蛋白胆固醇。要降到多少？因为它太重要了，因此，它的目标范围需要"量身定制"，根据基础病及心

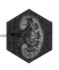

血管相关危险因素多少的不同，要求达到的目标也不相同，对于中高危人群，这个目标值远低于检验报告单上的"正常范围"。慢性肾脏病 3 期患者属于高危人群，低密度脂蛋白胆固醇的目标值应低于 1.8 mmol/L；4 ～ 5 期的患者属于极高危人群，低密度脂蛋白胆固醇的理想值应不超过1.4 mmol/L。与普通人群不一样的是，慢性肾脏病患者的降脂治疗要趁早，早期干预早期受益，干预得晚了就来不及了，不仅受益非常有限甚至看不出受益，而且药物的不良反应也相对明显，更容易出现不良反应。降脂主要靠他汀类药物，常用的有瑞舒伐他汀、阿托伐他汀、氟伐他汀、匹伐他汀和普伐他汀等，它们的药代动力学和药物特点各不相同，医生可根据患者的情况灵活选用。

防治心血管疾病是一个系统性的工程，不仅靠药物，更需要改变生活方式。要戒烟，要低饱和脂肪酸饮食，多吃全麦食品、蔬菜和水果；适量运动，每天运动 30 ～ 60 分钟；控制体重，要求 BMI 维持在 20 ～ 25 kg/ m^2。特别需要强调的是少吃盐。此外，糖尿病患者要控制好血糖，有高尿酸血症的患者要控制好尿酸，这些都是降低心血管并发症的可干预因素。

肾脏替代治疗方式的选择

李先生患有慢性肾脏病，经过"八年抗战"，血肌酐还是慢慢升到500 μmol/L 以上，虽然还没有什么不适，但医生提醒他，是时候考虑一下日后的肾脏替代治疗方式了。

首先，需要澄清的是，完全不必闻透析而色变。在所有脏器衰竭中，肾衰竭的治疗手段应该是最成熟、生存率最高、存活时间最久的了，我们可以把透析患者视为一种特殊的生存状态。现有的肾脏替代治疗包括肾移植、血液透析和腹膜透析三种方式。

早在 2000 多年前，人类就有了器官移植的设想。在《列子·汤问篇》中就有扁鹊进行心脏互换手术的故事。肾移植是指把另一个体（活体或尸体）健康的肾脏通过手术移植到慢性肾衰竭患者体内，使患者重新获得肾功能。1954 年 Murry 等首次成功完成同卵双生子间的肾移植手术，并因此获得 1990 年诺贝尔生物医学奖，开创了器官移植的新纪元。相对于血液透析或腹膜透析，肾移植的优越性是显而易见的。因为无论是哪种透析方式，都仅能部分代替肾脏的功能，只有肾移植才能使患者重获肾脏的全部功能，因此，成功的肾移植不仅使患者免除透析的需要，而且比腹膜透析或血液透析能更有效地清除代谢废物、防治慢性肾衰各种并发症，生活质量更高。肾移植的实施，主要受限于肾源。供肾的来源可以是活体（患者的亲属或朋友），也可以是尸体（器官捐献者）。活体肾的离体缺血时间短，更容易在患者体内长期存活。肾脏有很强的代偿功能，只要有一个健康的肾脏就可以满足生理需要了。因此，供者和受者，各有一个肾脏，都基本够用了。需要指出的是，毕竟是一个肾脏干着两个肾脏的工作，所以相对而言，一个肾脏更容易"积劳成疾"，供者和受者平时都应该注意休息、清淡饮食、谨慎用药，注意为肾脏减轻负担。不是任何一个健康的肾脏都适合患者的，只有血型和组织型都相配的肾脏才不会被患者的身体"嫌弃"，移植到新的个体不发生严重排斥反应。血型与组织类型是否匹配要通过验血来检查。需要明白的是，即使检测显示匹配，排异现象仍有可能出现，即使移植后当时不出现，多年后也有可能出现。由于配型要求及供肾的数目远不能满足肾移植等待者的需要，因此，肾移植常常需要等待，有的甚至要数年之久，这时，患者需要先进行透析治疗。另外，有些患者因为各种原因可能不适合进行肾移植，这些患者也需要行透析治疗。

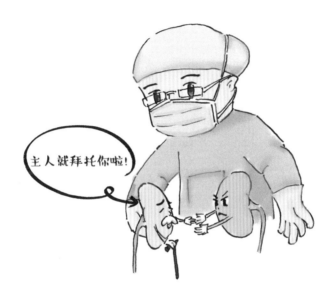

透析分腹膜透析和血液透析两种。

腹膜透析的基本过程是通过留置在腹腔中的管路往腹腔中注入腹膜透析液，利用腹膜的半透膜原理将体内代谢废物和多余水分排到腹透液中，然后将含代谢废物和水分的腹透液排出体外。腹膜透析也有不同的方式，如持续性非卧床腹膜透析（CAPD）和自动化腹膜透析（APD），医生会根据临床情况进行选择。由于是患者自己操作，为了减少腹膜炎的发生，腹透患者要有良好的卫生习惯和相对洁净的生活环境，并且需经过培训并考核通过才能独立操作。CAPD 要求患者每天做 4～6 次腹透换液操作，腹透液注入腹腔后需留置 2～4，患者可以利用这个时间做工作或处理一些个人事务；对于白天要工作、不方便经常做腹透的患者，也可以选择用自动腹透机于夜间行 APD 治疗。腹膜透析的优点是患者在家治疗，不需要常常往返于医院，更加方便、自由，便于兼顾生活，对公共卫生资源的占用较少，对残余肾功能的保护也较好，血流动力学波动更小。

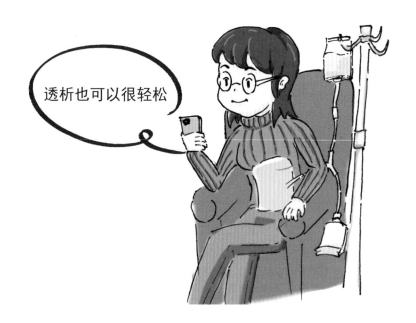

透析也可以很轻松

当然腹透也有一定局限性。如腹膜透析的超滤量和毒素清除能力有赖于腹膜本身的功能，难以做到像血透那样定量清除，如果腹透患者水分摄入过多，容易造成容量超负荷。腹膜透析善于清除中、大分子的尿毒素物质但不善于清除小分子尿毒素，所以腹透患者的肌酐看起来较高。腹透患者由于胃肠脏器受到腹透液的压迫而通常胃口较差，再加上经腹透液丢失蛋白较多，较容易发生营养不良和低蛋白血症。由于日常主要靠病患自己操作，医护难以及时指导，腹透患者发生腹膜感染及透析不充分的风险相对较高，因此腹透患者要定期到腹膜透析门诊复诊，对腹膜功能、透析充分性和操作的规范性进行评估，并及时调整。

血液透析是目前临床上应用最为广泛的一种透析方式。简单说，就是把患者的血液引出身体外面，经过一个"净化装置"，通过弥散、对流和吸附等原理清除患者血液里面的各种内源性、外源性毒素，通过超滤、渗透的功能来清除体内潴留的水分，再从透析液中补充体内缺乏的碱性离子、钙离子等，以达到纠正电解质和酸碱紊乱，维持内环境稳定的目的。总的来说，血液透析善于清除小分子的尿毒素，而对中大分子的毒素清除效果欠佳。根据透析机制的不同，血液透析又分血液透析（HD）、血液滤过（HF）、血液透析滤过（HDF）及单纯超滤等不同方式，服务于不同的临床目的。

血液透析要在医院或透析中心进行，一般需要每周透析 3 次。现在也有学者在探索根据患者的残余肾功能逐渐增加透析频次的策略，希望能更好地保护患者的残余肾功能。血液透析的主

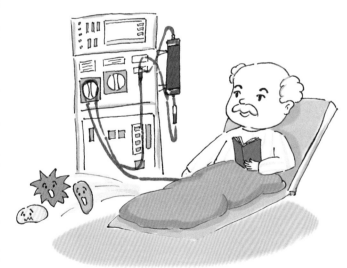

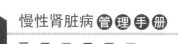

要优点在于透析目标可以在透析机上设定，比较容易达到充分透析，而且所有的操作都由医护人员完成，因操作而获感染的风险较小。

慢性肾脏病患者透析前的准备

进入慢性肾脏病晚期后，患者需要面对的最重要的问题就是选择肾脏替代治疗方式，以及如何顺利进入透析治疗。血液透析需要把患者的血液从自己的血管中引入透析器，通过透析器的净化过滤后再回输到患者体内。要能够达到良好的透析效果，就必须准备好血流充足顺畅的血管通路。对于选择血液透析的患者来说，血管通路就是透析患者的"生命线"，是决定血液透析治疗成败的最重要因素。

血管通路的分类

目前可以用于透析治疗的血管通路有三大类：自体动静脉内瘘、移植物血管内瘘（俗称人工血管内瘘）和中心静脉导管。我们来介绍一下它们各自的特点。

（1）自体动静脉内瘘：一般是把患者前臂的静脉和动脉连接起来，就像搭一座桥，用动脉充足的血流冲击静脉，促使静脉变充盈、坚韧，达到血液透析治疗所需要的血流量，成为能够被反复穿刺进行血液透析的血管。因为自体动静脉内瘘需要发育 6 ～ 8 周的时间才能成熟，所以最好在透析开始前 1 个多月就做好相应的手术。

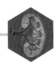

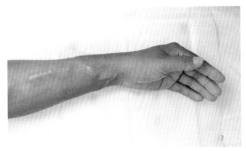 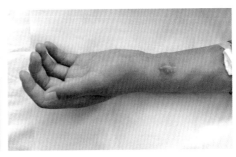

（2）移植物血管内瘘：如果患者自己的血管太细，没法用自身血管搭成这座"桥"，或者血流量太低不能满足血液透析的需要，那就不能使用自己的血管做自体动静脉内瘘了。这时要借助于外来的人工血管材料埋在皮肤下，将来穿刺人工血管做透析，我们称这种血管通路为移植物血管内瘘。移植物血管内瘘所用的人工血管材料有不同类别，有的需要手术后1个月才能使用，也有即穿型人工血管，在做完手术24后就可以用于血液透析了。

（3）中心静脉导管：是指经皮中心静脉导管置入手术建立的血管通路，能满足血液净化治疗需要的血流量及治疗时体外循环的建立。可分为：①无隧道和涤纶套的透析导管(NCC)，常置入颈内静脉、股静脉，我们常称为股静脉临时导管、颈内静脉临时导管；②带隧道和涤纶套的透析导管(TCC)，我们常称为长期导管。

在需要紧急透析的时候，股静脉临时导管或者颈内静脉临时导管是能够比较快建立血透通路的方式，能够在一段时间内使用，但不适合长期透析。颈内静脉长期导管是一种长期透析的通路，所谓长期导管是相对使用时间较长，用于自身条件完全不能够做内瘘的患者。

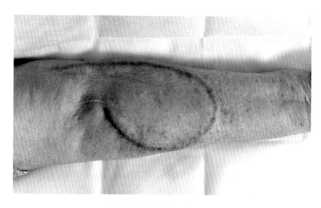

移植物血管内瘘图示

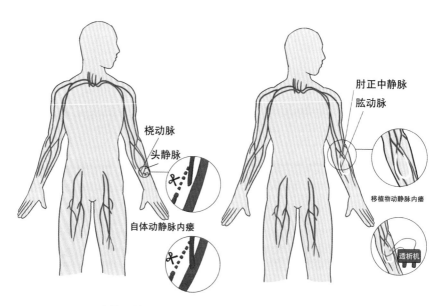

自体动静脉内瘘与移植物血管内瘘建立的示意图

一般在下列情况下医生会选择留置临时导管：

（1）急性肾衰需要紧急血液透析。

（2）慢性肾衰患者内瘘未建立或未成熟时出现各种危及生命的并发

症，如高钾血症、急性左心衰竭、严重酸中毒，需紧急血液透析。

（3）动静脉内瘘失功能、血栓形成、流量不足、感染。

（4）其他疾病需行临时性血液净化治疗及规律血液透析。

（5）腹膜透析患者出现紧急并发症需血液透析治疗作为过渡。

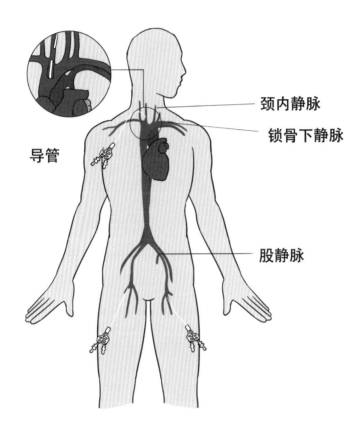

中心静脉血管与置入导管图

■ 血管通路的选择

这么多种血透通路，究竟选哪一种好呢？这其实是个非常复杂的问

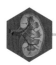

题，需要医生综合患者全身情况、透析期限、血管条件等多种因素评估。因此，不能像在餐厅点菜似的，喜欢哪个菜点哪个。有些患者觉得插中心静脉导管避免了做内瘘手术和反复穿刺内瘘的痛苦。但必须告诉大家，从血管通路的长期通畅率、并发症等方面考虑，应首选自体动静脉内瘘。其次是移植物血管内瘘，最后才是带隧道和涤纶套的透析导管。慢性肾脏病晚期患者进行维持透析是一个长期过程，每一条血管通路都有一定的使用期限，因此也面临着维修、重建的问题。医生需要从长远打算，尽量使用外周静脉，尽量使用患者自身的血管，最后再考虑使用中心静脉，要尽可能为患者保留更多的血管资源。

即使是自体动静脉内瘘血管的选择，也有一些需要遵守的原则：

（1）先上肢后下肢，这是因为下肢需要行走，静脉压力高，不利于血管内瘘的通畅。

（2）先远心端后近心端，也就是说尽可能先利用前臂的血管，实在不行再使用上臂的血管。

（3）先非惯用侧后惯用侧，这是因为做了内瘘的手不适宜提重物，所以右利手的患者我们就尽量在左前臂做内瘘手术。

（4）首选桡动脉 – 头静脉吻合。

血管通路建立的时机

作为患者在进入慢性肾脏病 5 期后就应当了解各种肾脏替代治疗的方案，积极配合医生的治疗，为即将开始的肾脏替代治疗做好思想和身体上的准备。有意向将来做血液透析的患者，要提早规划做动静脉内瘘。一般情况下，慢性肾衰竭患者肌酐水平在 500 ～ 600 μmol/L 就可以建立动静脉内瘘了（老年糖尿病患者需要更早一些，肌酐水平 400 μmol/L 就可以开始计划）。前面说过，自体动静脉内瘘一般在术后 6 ～ 8 周才能成熟用于穿刺透析，有些血管条件不佳的患者要到 12 周。至于移植物血管内瘘一般在进入透析前 3 ～ 6 周手术。近年来即穿型人工血管材料的使用，使得在术后 24 ～ 72 内即可穿刺透析，可大大缩短内瘘建立的时间。

▌血管保护

鉴于上述血管通路的建立，均需以肢体表浅动静脉或中心静脉为基础手术建立。所以我们要有早期血管保护的意识，为血管通路的建立做好准备。

（1）需要保护好的血管

外周血管：常用于动静脉内瘘的血管是患者非惯用侧的前臂头静脉和桡动脉，如惯用右手者通常在其左前臂行头静脉和桡动脉吻合。当非惯用侧肢体不能建立内瘘或建立失败时，可选择惯用侧肢体建立。极个别患者可在下肢建立内瘘，多采用大隐静脉和股动脉吻合。保护好上述血管资源是顺利建立内瘘的基础，应避免在上述血管行各种穿刺操作，必须操作时可选用手背浅静脉。

中心静脉血管：指颈内静脉、上腔静脉、下腔静脉等。除中心静脉留置导管是直接使用中心静脉外，各种内瘘的血流最终也汇入中心静脉。所以中心静脉质量的好坏，不仅影响留置导管的使用，也可影响各种内瘘的建立和成熟。与血透相关的中心静脉主要是双侧颈内静脉，双侧锁骨下静脉，双侧股静脉，双侧无名静脉和上、下腔静脉。中心静脉留置导管最常用的是右侧颈内静脉，其次是左侧颈内静脉和股静脉。

其他动脉：通常用于内瘘的动脉是上肢桡动脉、尺动脉和肱动脉。此外，还须避免人为损伤动脉的因素，如血气检查、动脉内压测定、介入手术等各种动脉穿刺的操作。

我们可按下图所示，按绿、黄、红区域标识保护和使用肢体表浅动静脉或中心静脉。其中，红色：禁止使用；黄色：选择使用；绿色：可以使用。

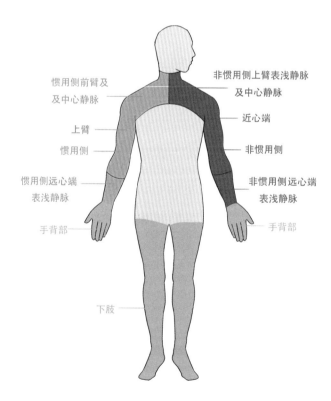

此图为惯用右手者血管保护示意图

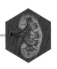

通常我们使用右手写字、吃饭、打球等，此时称右手为惯用手。医生也会问患者平时是否惯用右手，惯用右手者医生会计划在其左手（即非惯用手）做血管通路，那么就让患者先把左手（非惯用手）保护起来，可以适当的功能锻炼，且尽量避免测血压、打针输液等。

（2）保护血管的方法

1）可适当地进行备用肢体的功能锻炼，以使其表浅静脉更好地充盈和有较好弹性，便于适时建立内瘘。①握拳运动：在自然状态下，缓握拳持续4秒，五指伸展持续4秒，如此反复，每次进行握拳运动10～15分钟，早中晚各进行1次。握拳运动可同时配合进行肘关节的屈伸。②腕部关节运动：肢体在自然状态下，进行腕关节屈伸、收展、旋转运动，每次10～15分钟，早中晚各进行1次。③用手或止血带在上臂轻压至静脉适度扩张充盈后放开，可配合握拳运动，如此反复，每次10～15分钟，每天进行3～4次。

2）避免预手术侧前臂和上臂静脉的穿刺。

3）避免经外周静脉插入中心导管和中心静脉置管。

4）保持上肢手臂皮肤清洁、干燥及完整。

5）避免预手术侧肢体的意外碰撞、留置针的留置等。

6）避免佩戴过紧的手表和腕部饰物，防止对血管的损伤。

7）当患者因其他疾病住院治疗时，应记录"保护拟建立内瘘侧肢体血管"的医嘱。

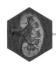
（3）保护预手术侧肢体皮肤的意义

慢性肾脏病晚期患者较正常人免疫力低，保护皮肤完整性，不仅可以避免感染，更可以预防内瘘术后的感染，保证内瘘的正常发育及功能。

（4）预手术侧肢体皮肤怎么保护

保护预手术侧肢体皮肤，避免烫伤、碰撞，剪短指甲切勿抓伤等。保证皮肤的清洁及干燥，避免过度使用化妆品及其他物品涂抹、浸泡、擦拭等。

（5）血糖的控制

血糖控制不佳会加速肾功能恶化，并导致围术期术区和穿刺部位感染概率增加。建议围术期空腹血糖目标值 4.4 ～ 6.1 mmol/L，非空腹血糖目标值 4.4 ～ 8.0 mmol/L。

综上所述，慢性肾脏病晚期患者进入透析是人生新阶段的开始，需要做好充分的思想和身体准备，从容不迫地接受透析治疗。掌握各种知识和方法有助于延长动静脉内瘘的使用寿命，减少因反复静脉置管而导致的血管损伤，保护有限的血管资源，最大限度地延长"生命线"。最后需要提醒读者的是：血管通路建立后，需及时接洽血液净化中心医护人员，在医护人员的指导下，做好血管通路的维护和使用。

（郭志坚　陶惠琴　钟金峻）

附录

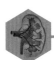
常见食物成分查询表

因慢性肾脏病分期不同且病情复杂，建议您先咨询主管医生或营养师，再参考并应用本查询表（以每100g可食部计算）。

类	食物	能量/千卡	蛋白质/克	磷/毫克	磷/蛋白比值	脂肪/克	水分/克	钾/毫克	钠/毫克	钙/毫克	镁/毫克	铁/毫克
谷薯类	淀粉（小麦）	351	0.2	33	165	0.5	13.1	8	3	14	5	0.6
	马铃薯（土豆）	77	2	40	20	0.2	79.8	342	2.7	8	23	0.8
	淀粉（马铃薯）	332	0.1	40	400	0.1	17.4	32	5	22	—	1.8
	米粉	346	0.4	45	112.5	0.8	12.7	19	52.2	11	6	2.4
	甘薯（白心）	106	1.4	46	32.9	0.2	72.6	174	58.2	24	17	0.8
	米饭（蒸）（均值）	116	2.6	62	23.8	0.3	70.9	30	2.5	7	15	1.3
	花卷	214	6.4	72	11.3	1	45.7	83	95	19	12	0.4
	面条（富强粉，切面）	286	9.3	92	9.9	1.1	29.2	102	1.5	24	29	2
	面筋（油面筋）	493	26.9	98	3.6	25.1	7.1	45	29.5	29	40	2.5
	馒头（均值）	223	7	107	15.3	1.1	43.9	138	165.1	38	30	1.8
	稻米（均值）	347	7.4	110	14.9	0.8	13.3	103	3.8	13	34	2.3
	糯米（均值）	350	7.3	113	15.5	1	12.6	137	1.5	26	49	1.4
	小麦面粉（富强粉）	361	12.3	114	9.3	1.5	10.8	128	2.7	27	32	0.7
	玉米（鲜）	112	4	117	29.3	1.2	71.3	238	1.1	—	32	1.1
	玉米糁（黄）	297	7.4	143	19.3	1.2	12.5	177	1.7	49	151	0.2
	挂面（标准粉）	348	10.1	153	15.1	0.7	12.4	157	150	14	51	3.5
	小米（黄）	355	8.9	158	17.8	3	9.7	335	0.6	8	50	1.6
	玉米面（白）	353	8	187	23.4	4.5	13.4	276	0.5	12	111	1.3
	小麦粉（标准粉）	349	11.2	188	16.8	1.5	12.7	190	3.1	31	50	3.5
	薏米（薏仁米）	361	12.8	217	17	3.3	11.2	238	3.6	42	88	3.6
	小米	361	9	229	25.4	3.1	11.6	284	4.3	41	107	5.1
	荞麦面	329	11.3	243	21.5	2.8	14.2	304	0.9	71	151	7
	莜麦面	380	13.7	259	18.9	8.6	8.8	255	1.8	40	62	3.8
	荞麦	337	9.3	297	31.9	2.3	13	401	4.7	47	258	6.2
	南瓜粉	343	7.1	307	43.2	2.1	6.2	411	83.6	171	18	27.8
	高粱米	360	10.4	329	31.6	3.1	10.3	281	6.3	22	129	6.3
	黑米	341	9.4	356	37.9	2.5	14.3	256	7.1	12	147	1.6
	青稞	342	8.1	405	50	1.5	12.4	644	77	113	65	40.7
蔬菜类	木耳（水发，黑木耳）	27	1.5	12	8	0.2	91.8	52	8.5	34	57	5.5
	冬瓜	12	0.4	12	30	0.2	96.6	78	1.8	19	8	0.2
	方瓜	14*	0.8	13	16.3	tr	95.8	4	4.4	40	9	0.2
	葫芦	16	0.7	15	21.4	0.1	95.3	87	0.6	16	7	0.4
	胡萝卜(黄)	46	1.4	16	11.4	0.2	87.4	193	25.1	32	7	0.5
	佛手瓜	19	1.2	18	15	0.1	94.3	76	1	17	10	0.1
	荷兰豆	30	2.5	19	7.6	0.3	91.9	116	8.8	51	16	0.9
	柿子椒	25	1	20	20	0.2	93	142	3.3	14	12	0.8
	结球甘蓝（紫）	19	1.2	22	18.3	0.2	91.8	177	27	65	15	0.4
	茄子(均值)	23	1.1	23	20.9	0.2	93.4	142	5.4	24	13	0.5
	西红柿（番茄）	20	0.9	23	25.6	0.2	94.4	163	5	10	9	0.4
	黄瓜	16	0.8	24	30	0.2	95.8	102	4.9	24	15	0.5
	萝卜(心里美)	23	0.8	24	30	0.2	93.5	116	85.4	68	34	0.5

注：每类食物按磷含量由低到高排序 ▢是含磷较低的食物；▢是含磷中等的食物；▨是含磷较高的食物
— 和空白：未检测；... 和tr：未检出；* 表示估计值。本数据来源于《中国食物成分表》（2002、2004、2009版）

（续表）

因慢性肾脏病分期不同且病情复杂，建议您先咨询主管医生或营养师，再参考并应用本查询表（以每100g可食部计算）。

类	食物	能量/千卡	蛋白质/克	磷/毫克	磷/蛋白比值	脂肪/克	水分/克	钾/毫克	钠/毫克	钙/毫克	镁/毫克	铁/毫克
	南瓜（倭瓜）	23	0.7	24	34.3	0.1	93.5	145	0.8	16	8	0.4
	青蒜	34	2.4	25	10.4	0.3	90.4	168	9.3	24	17	0.8
	甘蓝（卷心菜）	24	1.5	26	17.3	0.2	93.2	124	27.2	49	12	0.6
	白萝卜	23	0.9	26	28.9	0.1	93.4	173	61.8	36	16	0.5
	生菜（叶用莴苣）	15	1.3	27	20.8	0.3	95.8	170	32.8	34	18	0.9
	丝瓜	21	1	29	12	0.2	94.3	115	2.6	14	11	0.4
	海带(浸)	16	1.1	29	26.4	0.1	94.1	222	107.6	241	61	3.3
	大白菜（均值）	18	1.5	31	20.7	0.1	94.6	—	57.5	50	11	0.7
	盖菜	9	1.5	33	20	—	94.8	150	73.5	76	28	0.5
	山药	57	1.9	34	17.9	0.2	84.8	213	18.6	16	20	0.3
	苦瓜(凉瓜)	22	1	35	35	0.1	93.4	256	2.5	14	18	0.7
	茼蒿	24	1.9	36	18.9	0.3	93	220	161.3	73	20	2.5
	小白菜	17	1.5	36	24	0.3	94.5	178	73.5	90	18	1.9
	茭白	26	1.2	36	30	0.2	92.2	209	5.8	4	8	0.4
	韭菜	29	2.4	38	3.1	0.4	91.8	247	8.1	42	25	1.6
	空心菜	23	2.2	38	17.3	0.3	92.9	243	94.3	99	29	2.3
	大葱	33	1.7	38	22.4	0.3	91	144	4.8	29	19	0.7
	芹菜（茎）	22	1.2	38	30	0.2	93.1	206	159	80	18	1.2
	酸白菜（酸菜）	15	1.1	38	34.5	0.2	95.2	104	43.1	48	21	1.6
蔬菜类	油菜	25	1.8	39	21.7	0.5	92.9	210	55.8	108	22	1.2
	葱头（洋葱）	40	1.1	39	35.5	0.2	89.2	147	4.4	24	15	0.6
	芦笋	22	1.4	42	30	0.1	93	213	3.1	10	10	1.4
	蒜苗	40	2.1	44	21	0.4	88.9	226	5.1	29	18	1.4
	荸荠（马蹄）	61	1.2	44	36.7	0.2	83.6	306	15.7	4	12	0.6
	菠菜	28	2.6	47	18.1	0.3	91.2	311	85.2	66	58	2.9
	菜花（花椰菜）	26	2.1	47	22.4	0.2	92.4	200	31.6	23	18	1.1
	韭黄（韭芽）	24	2.3	48	20.9	0.2	93.2	192	6.9	25	12	1.7
	莴笋	15	1	48	48	0.1	95.5	212	36.5	23	19	0.9
	芥蓝（甘蓝菜）	22	2.8	50	17.9	0.4	93.2	104	50.5	128	18	2
	四季豆（菜豆）	31	2	51	25.5	0.4	91.3	123	8.6	42	27	1.5
	香菇	26	2.2	53	24.1	0.3	91.7	20	1.4	2	11	0.3
	豆角	34	2.5	55	22	0.2	90	207	3.4	29	35	1.5
	芋头（芋艿）	81	2.2	55	25	0.2	78.6	378	33.1	36	23	1
	藕（莲藕）	73	1.9	58	30.5	0.2	80.5	243	44.2	39	19	1.4
	百合	166	3.2	61	19.1	0.1	56.7	510	6.7	11	43	1
	苋菜（紫）	35	2.8	63	22.5	0.4	88.8	340	42.3	178	38	2.9
	豌豆苗	38	4	67	16.8	0.8	89.6	222	18.5	40	21	4.2
	西蓝花（绿菜花）	36	4.1	72	17.6	0.6	90.3	17	18.8	67	17	1
	黄豆芽	47	4.5	74	16.4	1.6	88.8	160	7.2	21	21	0.9
	荠菜（蓟菜）	31	2.9	81	27.9	0.4	90.6	280	31.6	294	37	5.4
	平菇（鲜）	24	1.9	86	45.3	0.3	92.5	258	3.8	5	14	1

注：每类食物按磷含量由低到高排序 ▭ 是含磷较低的食物；▭ 是含磷中等的食物；▭ 是含磷较高的食物
— 和空白：未检测；… 和 tr：未检出；* 表示估计值。本数据来源于《中国食物成分表》（2002、2004、2009版）

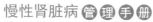
（续表）

因慢性肾脏病分期不同且病情复杂，建议您先咨询主管医生或营养师，再参考并应用本查询表（以每100g可食部计算）。

类	食物	能量/千卡	蛋白质/克	磷/毫克	磷/蛋白比值	脂肪/克	水分/克	钾/毫克	钠/毫克	钙/毫克	镁/毫克	铁/毫克
蔬菜类	蘑菇（鲜蘑）	24	2.7	94	34.8	0.1	92.4	312	8.3	6	11	1.2
	金针菇	32	2.4	97	40.4	0.4	90.2	195	4.3	—	17	1.4
	大蒜（蒜头）	128	4.5	117	26	0.2	66.6	302	19.6	39	21	1.2
	紫菜（干）	250	26.7	350	13.1	1.1	12.7	1796	710.5	264	105	54.9
	银耳（干）	261	10	369	36.9	1.4	14.6	1588	82.1	36	54	4.1
	茶树菇（干）	279	23.1	908	39.3	2.6	12.2	2165	6	4	124	9.3
	口蘑（白蘑）	277	38.7	1655	42.8	3.3	9.2	3106	5.2	169	167	19.4
水果类	人参果	87	0.6	7	11.7	0.7	77.1	100	7.1	13	11	0.2
	杨梅	30	0.8	8	10.0	0.2	92	149	0.7	14	10	1
	枇杷	41	0.8	8	10.0	0.2	89.3	122	4	17	10	1.1
	山竹	69	0.4	9	22.5	0.2	81.2	48	3.8	11	19	0.3
	李子	38	0.7	11	15.7	0.2	90	144	3.8	8	10	0.6
	芒果	35	0.6	11	18.3	0.2	90.6	138	2.8	tr	14	0.2
	木瓜	29	0.4	12	30.0	0.1	92.2	18	28	17	9	0.2
	苹果（均值）	54	0.2	12	60.0	0.2	85.9	119	1.6	4	4	0.6
	西瓜	34*	0.5	13	26.0	tr	91.2	79	4.2	10	11	0.7
	葡萄（均值）	44	0.5	13	26.0	0.2	88.7	104	1.3	5	8	0.4
	梨（均值）	50	0.4	14	35.0	0.2	85.8	92	2.1	9	8	0.5
	杏	38	0.9	15	16.7	0.1	89.4	226	2.3	14	11	0.6
	甜瓜(香瓜)	27	0.4	17	42.5	0.1	92.9	139	8.8	14	11	0.7
	杨桃	31	0.6	18	30.0	0.2	91.4	128	1.4	4	10	0.4
	哈蜜瓜	34	0.5	19	38.0	0.1	91	190	26.7	4	19	…
	金橘	58	1	20	20	0.2	84.7	144	3	56	20	1
	桃（均值）	51	0.9	20	22.2	0.1	86.4	166	5.7	6	7	0.8
	蛇果	55	0.1	21	210.0	0.2	84.4	14	3.1	5	6	0.1
	橙	48	0.8	22	27.5	0.2	87.4	159	1.2	20	14	0.4
	枣（鲜）	125	1.1	23	20.9	0.3	67.4	375	1.2	22	25	1.2
	柚	42	0.8	24	30.0	0.2	89	119	3	4	4	0.3
	荔枝	71	0.9	24	36.7	0.2	81.9	151	1.7	2	12	0.4
	芦柑	44	0.6	25	41.7	0.2	88.5	54	—	45	45	1.3
	中华猕猴桃	61	0.8	26	32.5	0.6	83.4	144	10	27	12	1.2
	樱桃	46	1.1	27	24.5	0.2	88	232	8	11	12	0.4
	草莓	32	1	27	27.0	0.2	91.3	131	4.2	18	12	1.8
	香蕉（甘蕉）	93	1.4	28	20	0.2	75.8	256	0.8	7	43	0.4
	冬枣	105	1.8	29	16.1	0.2	69.5	195	33	16	17	0.2
	桂圆	71	1.2	30	25.0	0.1	81.4	248	3.9	6	10	0.2
	火龙果	51	1.1	35	31.8	0.2	84.8	20	2.7	7	30	0.3
	枣（干）	276	3.2	51	15.9	0.5	26.9	524	6.2	64	36	2.3
	石榴（均值）	73	1.4	71	50.7	0.2	79.1	231	0.9	9	16	0.3
	椰子	241	4	90	22.5	12.1	51.8	475	55.6	2	65	1.8
	葡萄干	344	2.5	90	36.0	0.4	11.6	995	19.1	52	45	9.1

注：每类食物按磷含量由低到高排序　□ 是含磷较低的食物；▨ 是含磷中等的食物；▩ 是含磷较高的食物
— 和空白：未检测；… 和tr：未检出；* 表示估计值。本数据来源于《中国食物成分表》（2002、2004、2009版）

（续表）

因慢性肾脏病分期不同且病情复杂，建议您先咨询主管医生或营养师，再参考并应用本查询表（以每100g可食部计算）。

类	食物	能量/千卡	蛋白质/克	磷/毫克	磷/蛋白比值	脂肪/克	水分/克	钾/毫克	钠/毫克	钙/毫克	镁/毫克	铁/毫克
豆类	豆腐脑（老豆腐）	15	1.9	5	2.6	0.8	96.7	107	2.8	18	28	0.9
	豆浆	16	1.8	30	16.7	0.7	96.4	48	3	10	9	0.5
	豆腐（内酯）	50	5	57	11.4	1.9	89.2	95	6.4	17	24	0.8
	豆腐（南）	57	6.2	90	14.5	2.5	87.9	154	3.1	116	36	1.5
	豆腐（北）	99	12.2	158	13.0	4.8	80	106	7.3	138	63	2.5
	毛豆（青豆）	131	13.1	188	14.4	5	69.6	478	3.9	135	70	3.5
	豆腐干（香干）	152	15.8	219	13.9	7.8	69.2	99	234.1	299	88	5.7
	豆腐丝	203	21.5	220	10.2	10.5	58.4	74	20.6	204	127	9.1
	油豆腐	245	17	238	14.0	17.6	58.8	158	32.5	147	72	5.2
	豌豆	334	20.3	259	12.8	1.1	10.4	823	9.7	97	118	4.9
	赤小豆（红小豆）	324	20.2	305	15.1	0.6	12.6	860	2.2	74	138	7.4
	绿豆	329	21.6	337	15.6	0.8	12.3	787	3.2	81	125	6.5
	蚕豆	338	21.6	418	19.4	1	13.2	1117	86	31	57	8.2
	黄豆（大豆）	390	35	465	13.3	16	10.2	1503	2.2	191	199	8.2
	黑豆（黑大豆）	401	36	500	13.9	15.9	9.9	1377	3	224	243	7
肉蛋奶类	鸡蛋白	60	11.6	18	1.6	0.1	84.4	132	79.4	9	15	1.6
	海参	78	16.5	28	1.7	0.2	77.1	43	502.9	285	149	13.2
	猪蹄	260	22.6	33	1.5	18.8	58.2	54	101	33	5	1.1
	猪大肠	196	6.9	56	8.1	18.7	73.6	44	116.3	10	8	1
	鱿鱼（水浸）	75	17	60	3.5	0.8	81.4	16	134.7	43	61	0.5
	牛乳（均值）	54	3	73	24.3	3.2	89.8	109	37.2	104	11	0.3
	鸡爪	254	23.9	76	3.2	16.4	56.4	108	169	36	7	1.4
	酸奶（均值）	72	2.5	85	34.0	2.7	84.7	150	39.8	118	12	0.4
	火腿	330	16	90	5.6	27.4	47.9	220	1087	3	20	2.2
	鸭（均值）	240	15.5	122	7.9	19.7	63.9	191	69	6	14	2.2
	猪大排	264	18.3	125	6.8	20.4	58.8	274	44.5	8	17	0.8
	蛤蜊（均值）	62	10.1	128	12.7	1.1	84.1	140	425.7	133	78	10.9
	鲅鱼	121	21.2	130	6.1	3.1	72.5	370	74.2	35	50	0.8
	鸡蛋（均值）	144	13.3	130	9.8	8.8	74.1	154	131.5	56	10	2
	鹅	251	17.9	144	8.0	19.9	61.4	232	58.8	4	18	3.8
	羊肉（肥瘦）（均值）	203	19	146	7.7	14.1	65.7	232	80.6	6	20	2.3
	鸡（均值）	167	19.3	156	8.1	9.4	69	251	63.3	9	19	1.4
	鸡翅	194	17.4	161	9.3	11.8	65.4	205	50.8	8	17	1.3
	罗非鱼	98	18.4	161	8.8	1.5	76	289	19.8	12	36	0.9
	猪肉（肥瘦）（均值）	395	13.2	162	12.3	37	46.8	204	59.4	6	16	1.6
	猪舌（猪口条）	233	15.7	163	10.4	18.1	63.7	216	79.4	13	14	2.8
	兔肉	102	19.7	165	8.4	2.2	76.2	284	45.1	12	15	2
	鲜贝	77	15.7	166	10.6	0.5	80.3	226	120	28	31	0.7
	牛肉（肥、瘦）（均值）	125	19.9	168	8.4	4.2	72.8	216	84.2	23	20	3.3
	鸡腿	181	16	172	10.5	13	70.2	242	64.4	6	34	1.5
	烤鸭	436	16.6	175	10.5	38.4	38.2	247	83	35	13	2.4

注：每类食物按磷含量由低到高排序 ▢ 是含磷较低的食物；▨ 是含磷中等的食物；▩ 是含磷较高的食物
  — 和空白：未检测；… 和tr：未检出；* 表示估计值。本数据来源于《中国食物成分表》（2002、2004、2009版）

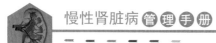
（续表）

因慢性肾脏病分期不同且病情复杂，建议您先咨询主管医生或营养师，再参考并应用本查询表（以每100g可食部计算）。

类	食物	能量/千卡	蛋白质/克	磷/毫克	磷/蛋白比值	脂肪/克	水分/克	钾/毫克	钠/毫克	钙/毫克	镁/毫克	铁/毫克
肉蛋奶类	驴肉（瘦）	116	21.5	178	8.3	3.2	73.8	325	46.9	2	7	4.3
	蟹（河蟹）	103	17.5	182	10.4	2.6	75.8	181	193.5	126	23	2.9
	牛肉干	342	41.8	183	4.4	5.1	14.6	112	1529	34	31	10
	河虾	87	16.4	186	11.3	2.4	78.1	329	133.8	325	60	4
	猪肉（瘦）	143	20.3	189	9.3	6.2	71	305	57.5	6	25	3
	鲢鱼（白鲢）	104	17.8	190	10.7	3.6	77.4	277	57.5	53	23	1.4
	带鱼	127	17.7	191	10.8	4.9	73.3	280	150.1	28	43	1.2
	鲫鱼	108	17.1	193	11.3	2.7	75.4	290	41.2	79	41	1.3
	海虾	79	16.8	196	11.7	0.6	79.3	228	302.2	146	46	3
	草鱼	113	16.6	203	12.2	5.2	77.3	312	46	38	31	0.8
	鲤鱼	109	17.6	204	11.6	4.1	76.7	334	53.7	50	33	1
	黄鳝（鳝鱼）	89	18	206	11.4	1.4	78	263	70.2	42	18	2.5
	鸡胸脯肉	133	19.4	214	11	5	72	338	34.4	3	28	0.6
	叉烧肉	279	23.8	218	9.2	16.9	49.2	430	818.8	8	28	2.6
	鸭蛋	180	12.6	226	17.9	13	70.3	135	106	62	13	2.9
	对虾	93	18.6	228	12.3	0.8	76.5	215	165.2	62	43	1.5
	鳕鱼	88	20.4	232	11.4	0.5	77.4	321	130.3	42	84	0.5
	鸡蛋黄	328	15.2	240	15.8	28.2	51.5	95	54.9	112	41	6.5
	鲈鱼	105	18.6	242	13	3.4	76.5	205	144.1	138	37	2
	腊肉（生）	498	11.8	249	21.1	48.8	31.1	416	763.9	22	35	7.5
	奶酪（干酪）	328	25.7	326	12.7	23.5	43.5	75	584.6	799	57	2.4
	淡菜（干）	355	47.8	454	9.5	9.3	15.6	264	779	157	169	12.5
	干贝	264	55.6	504	9.1	2.4	27.4	969	306.4	77	106	5.6
	虾米（海米）	198	43.7	666	15.2	2.6	37.4	550	4892	555	236	11
坚果油脂类	橄榄油	899*	tr	tr		99.9	tr	—	tr	tr	tr	0.4
	色拉油	898*	…	1	1	99.8	0.2	3	5.1	18	1	1.7
	花生油	899*	…	15	15	99.9	0.1	1	3.5	12	2	2.9
	白果（干）	355	13.2	23	1.7	1.3	9.9	17	17.5	54	…	0.2
	栗子(熟)	214	4.8	91	19	1.5	46.6	—	—	15	—	1.7
	杏仁（炒）	618	25.7	202	7.9	51	2.1	—	—	141		3.9
	山核桃（熟）	612	7.9	222	28.1	50.8	2.2	241	430.3	133	5	5.4
	松子（炒）	644	14.1	227	16.1	58.5	3.6	612	3	161	186	5.2
	花生仁（生）	574	24.8	324	13.1	44.3	6.9	587	3.6	39	178	2.1
	花生（炒）	601	21.7	326	15	48	4.1	563	34.8	47	171	1.5
	腰果	559	17.3	395	22.8	36.7	2.4	503	251.3	26	153	4.8
	榛子（炒）	611	30.5	423	13.9	50.3	2.3	686	153	815	502	5.1
	开心果（熟）	614	20.6	468	22.7	53	0.8	735	756.4	108	118	4.4
	芝麻（黑）	559	19.1	516	27	46.1	5.7	358	8.3	780	290	22.7
	葵花籽（炒）	625	22.6	564	25	52.8	2	491	1322	72	267	6.1
	西瓜子（炒）	582	32.7	765	23.4	44.8	4.3	612	187.7	28	448	8.2

注：每类食物按磷含量由低到高排序 □ 是含磷较低的食物；▨ 是含磷中等的食物；▩ 是含磷较高的食物
　　— 和空白：未检测；… 和tr：未检出；* 表示估计值。本数据来源于《中国食物成分表》（2002、2004、2009版）

（续表）

因慢性肾脏病分期不同且病情复杂，建议您先咨询主管医生或营养师，再参考并应用本查询表（以每100g可食部计算）。

类	食物	能量/千卡	蛋白质/克	磷/毫克	磷/蛋白比值	脂肪/克	水分/克	钾/毫克	钠/毫克	钙/毫克	镁/毫克	铁/毫克
	凉粉	38	0.2	1	5	0.3	90.5	5	2.8	9	3	1.3
	蜂蜜	321	0.4	3	7.5	1.9	22	28	0.3	4	2	1
	葡萄酒（均值）	72	0.1	3	30		33	1.6	21	5	0.6	
	藕粉	373*	0.2	9	45	…	6.4	35	10.8	8	2	17.9
	杏仁椰汁饮料	39	0.6	10	16.7	0.1	90.2	—	—	3	3	0.1
	啤酒（均值）	32	0.4	12	30			47	11.4	13	6	0.4
	橙汁饮料	46	0.5	13	26	0	88.2	150	3	11	11	0.1
	可口可乐	43	0.1	13	130	0	89.1	1	4	3	1	0
	粉丝	338	0.8	16	20	0.2	15	18	9.3	31	11	6.4
	八宝粥	81	1.5	18	12	4.4	84.5	184	13.9	2	6	1.4
	粉条	339	0.5	23	46	0.1	14.3	18	9.6	35	11	5.2
	酿皮	107	4.4	25	5.7	0.3	72.4	138	514.8	4	3	2.7
	千岛沙拉酱	475	2.3	29	12.6	43.4	32.5	127	638.6	13	8	0.5
	生抽	20	4.8	59	12.3	0.1	81.2	342	6385	16	29	2.7
	黑芝麻汤圆	311	4.4	71	16.1	13.8	37.2	102	23.2	69	19	1.6
	甜面酱	139	5.5	76	13.8	0.6	53.9	189	2097	29	26	3.6
加工食品及饮料类	饼干（均值）	435	9	88	9.8	12.7	5.7	85	204.1	73	50	1.9
	马铃薯片（油炸）	615	4	88	22	48.4	4.1	620	60.9	11	34	1.2
	花生酱	600	6.9	90	13	53	0.5	99	2340	67	21	7.2
	鸡肉汉堡	292	7.9	92	11.6	16.3	43.3	102	489.7	22	14	0.7
	热狗（原味）	250	10.6	99	9.3	14.8	54	146	684	24	13	2.4
	面包（均值）	313	8.3	107	12.9	5.1	27.4	88	230.4	49	31	2
	巧克力	589	4.3	114	26.5	40.1	1	254	111.8	111	56	1.7
	番茄酱	85	4.9	117	23.9	0.2	75.8	989	37.1	28	37	1.1
	绿豆糕	351	12.8	121	9.5	1	11.5	416	11.6	24	87	7.3
	陈醋	114	9.8	124	12.7	0.3	66	715	836	125	132	13.9
	蛋糕（均值）	348	8.6	130	15.1	5.1	18.6	77	67.8	39	24	2.5
	腐乳（红）	153	12	171	14.3	8.1	61.2	81	3091	87	78	11.5
	老抽	129	7.9	175	22.2	0.3	51.5	454	6910	27	44	6.1
	火腿肠	212	14	187	13.4	10.4	57.4	217	771.2	9	22	4.5
	绿茶	328	34.2	191	5.6	2.3	7.5	1661	28.2	325	196	14.4
	三明治（夹鸡蛋，干酪）	234	10.7	207	19.3	13.3	56.3	129	551	154	—	2
	燕麦片	377	15	291	19.4	6.7	9.2	214	3.7	186	177	7
	咖啡粉	218	12.2	303	24.8	0.5	3.1	3535	37	141	327	4.4
	花茶	316	27.1	338	12.5	1.2	7.4	1643	8	454	192	17.8
	红茶	324	26.7	390	14.6	1.1	7.3	1934	13.6	378	183	28.1
	咖喱粉	415	13	400	30.8	12.2	5.7	1700	40	540	220	28.5
	芝麻酱	630	19.2	626	32.6	52.7	0.3	342	38.5	1170	238	50.3

注：每类食物按磷含量由低到高排序 ▢ 是含磷较低的食物；▢ 是含磷中等的食物；▨ 是含磷较高的食物
　　— 和空白：未检测；… 和tr：未检出；* 表示估计值。本数据来源于《中国食物成分表》（2002、2004、2009版）

常见食物血糖生成指数

糖类		蔬菜类	
葡萄糖	100	甜菜	64
棉花糖	84	胡萝卜（金笋）	71
蔗糖	65	南瓜（倭瓜、番瓜）	75
果糖	23	麝香瓜	65
乳糖	46	山药（薯蓣）	51
麦芽糖	105	雪魔芋	17
蜂蜜	73	芋头（蒸芋艿/毛芋）	48
胶质软糖	80	朝鲜笋	15
巧克力	49	芦笋	15
MM 巧克力	32	绿菜花	15
方糖	65	菜花	15
谷类及制品		芹菜	15
小麦（整粒煮）	41	黄瓜	15
粗麦粉（蒸）	65	茄子	15
面条（强化蛋白质，细煮）	27	鲜青豆	15
面条（全麦粉，细）	37	莴笋（各种类型）	15
面条（白细，煮）	41	生菜	15
面条（硬质小麦粉，细煮）	55	青椒	15
线面条（实心，细）	35	西红柿	15
通心面（管状，粗）	45	菠菜	15
面条（小麦粉，硬，扁粗）	46	胡萝卜（煮）	39
面条（硬质小麦粉，加鸡蛋，粗）	49	**水果类及制品**	
面条（硬质小麦粉，细）	55	苹果	36
面条（挂面，全麦粉）	57	梨	36
面条（挂面，精制小麦粉）	55	桃	28
馒头（全麦粉）	82	桃（罐头，含果汁）	30
馒头（精制小麦粉）	85	桃（罐头，含糖浓度低）	52
馒头（富强粉）	88	桃（罐头，含糖浓度高）	58
烙饼	80	杏干	31
油条	75	杏（罐头，含淡味果汁）	64
稻麸	19	李子	24

（续表）

米粉	54	樱桃	22
大米粥	69	葡萄	43
大米饭（籼米，糙米）	71	葡萄干	64
大米饭（粳米，糙米）	78	葡萄（淡黄色，小，无核）	56
大米饭（籼米，精米）	82	猕猴桃	52
大米饭（粳米，精米）	90	柑（橘子）	43
黑米饭	55	柚	25
速冻米饭	87	巴婆果	58
糯米饭	87	菠萝	66
大米糯米粥	65	芒果	55
黑米粥	42	芭蕉（甘蕉、板蕉）	53
大麦（整粒，煮）	25	香蕉	52
大麦粉	66	香蕉（生）	30
黑麦（整粒，煮）	34	西瓜	72
玉米（甜，煮）	55	哈密瓜	70
玉米面（粗粉，煮）	68	枣	42
玉米面粥	50	草莓酱	49
玉米糁粥	51	种子类	
玉米饼	46	花生	14
玉米片（市售）	79	腰果	25
玉米片（高纤维，市售）	74	乳及乳制品	
小米（煮）	71	牛奶	27.6
小米粥	60	牛奶（加糖和巧克力）	34
米饼	82	牛奶（加人工甜味剂和巧克力）	24
荞麦（黄）	54	全脂牛奶	27
荞麦面条	59	脱脂牛奶	32
荞麦面馒头	67	低脂奶粉	11.9
燕麦麸	55	降糖奶粉	26
莜麦饭（整粒）	49	老年奶粉	40
糜子饭（整粒）	72	克糖奶粉	47.6
燕麦饭（整粒）	42	酸奶（加糖）	48
燕麦片粥	55	酸乳酪（普通）	36
即食燕麦粥	79	酸乳酪（低脂）	33
白面包	75	酸乳酪（低脂，加人工甜味剂）	14

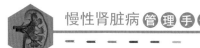
（续表）

全麦（全麦面包）	74	豆奶	19
面包（未发酵小麦）	70	冰淇淋	51
印度卷饼	62	酸奶（水果）	41
薄煎饼（美式）	52	豆奶	34
意大利面（精制面粉）	49	**速食食品**	
意大利面（全麦）	48	大米（即食，煮1分钟）	46
乌冬面	55	大米（即食，煮6分钟）	87
饼干（小麦片）	69	小麦片	69
薯类、淀粉及制品		燕麦片（混合）	83
马铃薯	62	荞麦方便面	53
马铃薯（煮）	66	即食羹	69
马铃薯（烤）	60	营养饼	66
马铃薯（蒸）	65	全麦维	42
马铃薯（用微波炉烤）	82	可可米	77
马铃薯（烧烤，无油脂）	85	卜卜米	88
马铃薯泥	87	比萨饼（含乳酪）	60
马铃薯粉条	13.6	汉堡包	61
马铃薯片（油炸）	60	白面包	88
炸薯条	60	面包（全麦粉）	69
甘薯（山芋）	54	面包（粗面粉）	64
甘薯（红，煮）	77	面包（黑麦粉）	65
藕粉	33	面包（小麦粉，高纤维）	68
苕粉	35	面包（小麦粉，去面筋）	70
粉丝汤（豌豆）	32	面包（小麦粉，含水果干）	47
豆类及制品		面包（50%～80%碎小麦粒）	52
黄豆（浸泡）	18	面包（75%～80%大麦粒）	34
黄豆（罐头）	14	面包（50%大麦粒）	46
黄豆挂面（有面粉）	6	面包（80%～100%大麦粉）	66
豆腐（炖）	32	面包（黑麦粒）	50
豆腐（冻）	22	面包（45%～50%燕麦麸）	47
豆腐干	24	面包（80%燕麦粒）	65
绿豆	27	面包（混合谷物）	45
绿豆挂面	33	新月形面包	67
蚕豆（五香）	17	棍子面包	90

（续表）

扁豆	38	燕麦粗粉饼干	55
扁豆（红，小）	26	油酥脆饼干	64
扁豆（绿，小）	30	高纤维黑麦薄脆饼干	65
扁豆（绿，小，罐头）	52	竹芋粉饼干	66
小扁豆汤（罐头）	44	小麦饼干	70
利马豆（棉豆）	31	苏打饼干	72
利马豆（加 5 克蔗糖）	30	格雷厄姆华饼干	74
利马豆（加 10 克蔗糖）	31	华夫饼干	76
利马豆（嫩，冷冻）	32	香草华夫饼干	77
鹰嘴豆	33	膨化薄脆饼干	81
鹰嘴豆（罐头）	42	闲趣饼干（达能）	47
咖喱鹰嘴豆（罐头）	41	牛奶香脆饼干（达能）	39
青刀豆	39	酥皮糕点	59
青刀豆（罐头）	45	爆玉米花	55
豌豆	42	**混合膳食及其他**	
黑马诺豆	46	馒头＋芹菜炒鸡蛋	49
黑豆汤	46	馒头＋酱牛肉	49
四季豆	27	馒头＋黄油	68
四季豆（高压处理）	34	饼＋鸡蛋炒木耳	48
四季豆（罐头）	52	饺子（三鲜）	28
芸豆	24	包子（芹菜猪肉）	39
饮料类		硬质小麦粉肉馅馄饨	39
苹果汁	41	牛肉面	89
水蜜桃汁	33	米饭＋鱼	37
巴梨汁（罐头）	44	米饭＋芹菜炒猪肉	57
菠萝汁（不加糖）	46	米饭＋炒蒜苗	58
柚子汁（不加糖）	48	米饭＋蒜苗炒鸡蛋	68
橙汁（纯果汁）	50	米饭＋红烧猪肉	73
橘子汁	57	玉米粉加入人造黄油，煮	69
可乐	40	猪肉炖粉条	17
冰淇淋（低脂）	50	西红柿汤	38
芬达	68	黑五类粉	58

本数据来源于《中国食物成分表》（2018 版）

常见饮食方式分类及优缺点

饮食类型	优点	缺点
中式餐饮 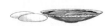	进食新鲜蔬菜多，补充人体必需的维生素。米面为主食提供足够能量。以植物油为主，相对于含有较高胆固醇的动物油比较健康。	烹饪多采用煎、炒、炸方式，营养成分容易流失；调味品多样化，含盐高。喜欢吃动物内脏及腌制品，动物内脏含有较多的胆固醇，腌制品含有较多的亚硝酸盐，不适合肾脏病患者。
西式餐饮 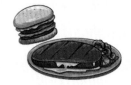	强调饮食的天然营养价值，注重食物所含蛋白质、脂肪、热量和维生素的摄入。尽量保持食物的原汁原味。	肉类为主食，使用黄油含有较多的饱和脂肪。蔬菜摄入不足，维生素 B、维生素 C 及膳食纤维易缺乏。摄入含糖饮料多。
DASH 饮食 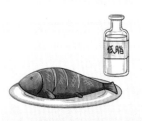	饮食中钠盐的摄入量较少。大量进食全谷食物和蔬菜。减少红肉、动物油脂、精制糖及含糖饮料的摄入，适量进食坚果、豆类，增加了不饱和脂肪酸摄入。	粗粮含磷高，血磷高的肾脏病患者不适用。蔬菜含钾高，容易导致高钾血症。不适用于已经透析的患者。
地中海饮食 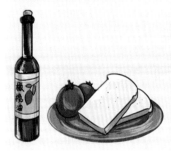	富含全谷类、蔬菜、水果和豆类。肉类以鱼、海鲜为主。烹饪时使用植物油，以橄榄油为主。少量饮用红酒，具有抗氧化的作用。	偏植物性的食物比较多，消化道功能欠缺的患者长期食用会导致营养不良。植物蛋白比例高，不适合慢性肾脏病患者。蔬菜和水果含钾高，容易导致高钾血症。过敏体质患者不合适。

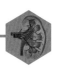

CKD 营养饮食指导表

姓名：____ 性别：**男 / 女** 出生日期：__年_月__日 诊断：_____

身高：____cm 体重：___kg BMI___ 血压：___/___mmHg

一、标准体重（±10% 正常）

男：（身高 −100）×0.9 　　　　（ 　−100）×0.9= 　kg

女：（身高 −100）×0.9−2.5 kg 　　（ 　−100）×0.9−2.5= 　kg

二、热量、蛋白质摄入标准

热量：60 岁以下成年人 35 kcal/ 天；60 岁以上老年人 30 ～ 35 kcal/ 天

热量：标准体重 ×35/30 kcal/ 天；非优质蛋白：蛋白质日需要量 – 优质蛋白量

蛋白质：标准体重 ×0.6 ～ 0.8 g（肾病期摄入蛋白量）

(1)热量日需要量：<u>体重</u> × 35/30 = ____ kcal

(2)蛋白质日需要量：<u>体重</u> × <u>0.8</u> = ____ g

(3)优质蛋白：<u>蛋白质日需要量</u> ×60% ≈ ____ g

(4)非优质蛋白：<u>蛋白质日需要量 – 优质蛋白量</u> = ____ g

　（一份 250 g 绿叶蔬菜 4 g，一份 250 g 瓜类 1 g，一份 200 g 水果 1 g，共 6 g 保证饮食均衡）

三、定制食谱（所有食物重量均为生重）50 g=1 两

分类	食物种类	计算总热卡
肉类	（猪／牛／羊／鸡／鸭／鱼）1 两肉类 =1 个鸡蛋 = 230 mL 牛奶 = 豆浆 400 mL 蛋白 _____ 克　　　　热量 _____ kcal	
蔬菜	绿叶蔬菜 _____ 两　　瓜类蔬菜 _____ 两 蛋白 _____ 克　　　　热量 _____ kcal	
主食	米／面 _____ 两　　1 两米／面 = 200 g 红薯／淮山 蛋白 _____ 克　　　　热量 _____ kcal	
油脂类	_____25 ～ 30_____ mL／日　　热量　225 ～ 270　kcal	
淀粉／低蛋白食物	藕粉、红薯粉、西米等 _____ 两 蛋白 _____ 克　　　　热量 _____ kcal	

营养建议：

1. 低盐饮食＜ 5 g/ 天，植物油 30 mL/ 天，5 ml 酱油 = 1 g 盐

2. 少吃高磷、高钾、高钠食物

高磷食物：调味品、老火汤、奶粉、豆制品、菇类、可可粉、瓜子、

花生酱、瘦肉、坚果类、全谷粉、海产品等。

高钠食物：腌制品、味精、鸡精、皮蛋、火腿、豆干、罐头食品等。

高钾食物：各类水果、蔬菜汤、海藻类、茶叶、榨菜、水果汁、水果干、红枣、运动饮料、老火汤等。

3. 少吃煎、炸类食物，减少动物油脂，以清蒸、煮为主，炒菜宜植物油（菜籽油、花生油）为主，橄榄油宜凉拌。

4. 禁食杨桃，少吃桂圆、荔枝、芒果。

（黄豆、黑豆、青豆属于优质蛋白，尿酸高少食，其余豆类属于非优质蛋白，应尽量避免摄入）

日常物品准备：食物称 、控盐勺、带刻度油壶。